RECHERCHES

SUR

L'EMPLOI DU CALOMEL

A DOSES RÉFRACTÉES,

DANS LE TRAITEMENT DES MALADIES VÉNÉRIENNES ;

Par M. le Dr DANY,

CHIRURGIEN MAJOR AU 1er RÉGIMENT DE LIGNE.

Si les considérations d'un haut intérèt qui se rattachent à la solution du problème de la syphilis ne donnaient pas la mesure de son importance, il suffirait de jeter un coup d'œil sur l'immense série de travaux qui ont été consignés dans l'histoire de l'art, pour acquérir la conviction qu'il s'agit ici de l'une des branches les plus intéressantes de la pathologie. Il n'est peut-être pas, en effet, dans le cadre nosologique, un seul ordre de lésions qui ait exercé davantage l'imagination des médecins, qui ait fourni matière à plus d'investigations laborieuses que la maladie vénérienne. Et pourtant, où en sommes-nous aujourd'hui? Certes, si l'on place en regard de ces œuvres diverses, auxquelles se rattachent les noms les plus justement célèbres, les résultats qu'elles ont produits, les faits positifs qui restent acquis à la science, on sera forcé de reconnaître que les plus profondes méditations, les plus brillants efforts du génie, secondés même par une longue et patiente observation, ne suffisent pas toujours pour arriver à la conquête d'une vérité.

De toutes les questions dont on poursuit, depuis des siècles, la solution, une seule est définitivement jugée. Nous voulons parler du principe contagieux de la maladie, du virus vénérien, dont l'existence, admise pendant longtemps, puis contestée, est devenue aujourd'hui une vérité vulgaire à force d'évidence. Il serait, pour le moins, superflu de reproduire ici les arguments qui ont servi à la démonstration d'un fait que l'expérience et la raison ont sanctionné, et qu'il n'est plus permis de révoquer en doute.

Ce point de doctrine une fois bien établi et désormais à l'abri de toute contestation, il semble tout naturel de croire que le choix des moyens curatifs sera irrévocablement fixé, et que, par une conséquence toute logique, on n'opposera plus qu'une médication spéciale à des accidents qui reconnaissent pour cause un principe spécifique. Il n'en est pourtant pas ainsi. Personne ne met en doute la spécialité de la cause, mais tous n'admettent pas la nécessité d'un traitement spécial. La plupart des syphiliographes n'emploient ce traitement que dans les cas où il existe des signes d'infection générale, et refusent toute valeur thérapeutique à cette classe d'agents médicamenteux, dès qu'il s'agit de les opposer aux accidents primitifs de la syphilis.

Pourquoi cette distinction? Si les deux ordres de phénomènes morbides ont la même origine, le même principe pour point de départ, comment se fait-il que le traitement, qui est applicable aux uns, ne le soit pas également aux autres?

Ces réflexions nous conduisent naturellement à l'examen d'une question bien importante, question demeurée, jusqu'à ce jour, insoluble, et qui a pour objet le mode d'action du virus vénérien, c'est-à-dire l'appréciation des circonstances à la faveur desquelles cet agent s'inocule et pénètre dans l'économie.

Pour arriver à la solution de ce problème, l'on a émis un très-grand nombre d'opinions qui, en dernière analyse, se réduisent à deux principales que nous allons exposer succinctement.

Dans l'une de ces théories, on établit que le virus vénérien exerce exclusivement son action sur les points contaminés et y détermine une altération de tissu qui donne lieu à la sécrétion de l'humeur spécifique. Celle-ci, incessamment résorbée, pénètre dans le torrent circulatoire et va ensuite infecter l'économie.

Dans la seconde, au contraire, la matière virulente est absorbée au point de contact, et transportée immédiatement dans l'organisme ; là, elle produit une impression générale en vertu de laquelle s'établit un mouvement réactionnaire qui se manifeste dans les parties contaminées, celles, par conséquent, où le pus syphilitique a agi dans toute la plénitude de sa force.

D'après la première hypothèse, la maladie serait primitivement locale, et pourrait être détruite sur place; selon la seconde, la diathèse existerait dès l'origine, les symptômes locaux n'en seraient que la première expression, et nul effort ne pourrait empêcher l'introduction du virus dans l'économie.

Généralement professées aujourd'hui, ces deux doctrines reposent sur des considérations physiologiques et des faits pratiques d'un haut intérêt, et comptent, au nombre de leurs partisans, des hommes également recommandables par leur savoir et leur expérience. Nous ne saurions donc nous ériger en juge dans ce débat, et, par conséquent, nous prononcer sur la valeur réelle des principes que nous venons de reproduire. Toutefois, comme nous ne pouvons soumettre le résultat de nos recherches à l'appréciation de nos confrères sans exposer préalablement les vues théoriques d'après lesquelles elles ont été dirigées, nous allons formuler notre opinion sur les divers points de doctrine qui méritent le plus de fixer l'attention, et spécialement sur le mode d'action du virus vénérien.

Nous pensons donc que le principe morbifique est absorbé au point de contact, et transporté dans l'économie avant l'apparition des symptômes locaux, soit par la voie du système veineux, soit par celle des vaisseaux lymphatiques ; mais nous croyons aussi que ces symptômes ont une existence qui leur est propre, et qu'ils ne sont pas plus l'expression de la réaction générale de l'organisme qu'ils ne sont la cause de la diathèse syphilitique. Voici les considérations sur lesquelles nous avons fondé notre conviction :

Le phénomène de l'absorption est un acte général de l'économie qui s'effectue tout aussi bien sur les surfaces libres que dans l'intimité moléculaire des organes. Les membranes muqueuses, en général, et celle des organes génitaux, en particulier, réunissent, à un haut degré, toutes les conditions d'aptitude à l'accomplissement de cette fonction, et il n'est nullement besoin, pour en expliquer le mécanisme, d'avoir recours à l'existence d'une altération préalable de leur tissu. Nous croyons même, et les lois de la physiologie pas plus que l'expérience ne nous donneront un démenti sur ce point, que, loin d'être déshéritées du droit d'absorption, les membranes muqueuses, dans leur état normal, exercent cette fonction avec plus de régularité que lorsqu'elles sont dans des conditions opposées. Ce fait, dont on ne peut révoquer en doute l'exactitude, repose sur un principe généralement admis, à savoir, que la puissance d'action des forces absorbantes est toujours en raison inverse du degré d'irritation, du mouvement fluxionnaire dont les organes sont le siége.

Nous ne voudrions pas encourir le reproche d'avoir abusé de l'analogie ; mais quand il s'agit de la démonstration d'un fait qui a la plus haute importance, de l'élucidation d'une question sur laquelle repose toute la thérapeutique de la maladie vénérienne, il n'est pas d'arguments, si faibles qu'on les suppose, qu'il ne soit permis d'invoquer. Ainsi, nous placerons en regard du sujet que nous traitons le mode de pénétration du virus vaccin dans l'économie. L'on a longtemps agité la question de savoir si le principe contagieux était absorbé aussitôt après avoir été inoculé, ou si la pustule précédait ce phénomène et devenait elle-même le foyer de l'infection générale. Les avis ont été d'abord partagés ; mais on s'est enfin rendu à l'évidence, et personne aujourd'hui ne soutiendrait sérieusement que le virus vaccin, déposé sous la peau, attend, pour pénétrer dans l'économie, que la pustule soit formée. Il est donc hors de doute que l'intoxication est indépendante du bouton vaccinal, comme celui-ci l'est, à son tour, de la réaction que provoque dans l'organisme l'impression du virus.

Le principe contagieux de la syphilis se comporterait-il différemment ? Aurait-il un autre mode d'action ? Ce fluide, enfin, qui est assez subtil pour traverser le derme muqueux dans l'espace de quelques secondes sans laisser la moindre trace de son passage, pourrait-il donc être mis en contact avec des surfaces douées des conditions d'organisation les plus favorables à l'absorption, et se borner à produire la désorganisation des tissus ? Cela n'est guère admissible. Si les lois qui président à l'accomplissement de ce phénomène physiologique ne portaient pas la conviction dans les esprits, nous pourrions, au besoin, invoquer le témoignage des faits. Nous ne voudrions pas prononcer ici les mots de bubon et de vérole d'emblée, parce que c'est là un sujet qui offre un champ trop vaste à la discussion ; mais nous ne pouvons résister au désir de rapporter un fait qui s'est passé tout récemment sous nos yeux, et qui nous a paru de nature à répandre quelque jour sur l'importante question qui nous occupe.

Un caporal du 1er régiment de ligne, le nommé V***, âgé de 24 ans, doué d'une bonne constitution, et n'ayant jamais eu de maladie grave, s'est présenté à notre visite du 28 octobre 1845. Il avait vu apparaître la veille un ganglion dans chacune des aines, peu volumineux, superficiel, mais douloureux à la pression. Ce militaire déclare avoir eu, huit jours auparavant, des rapports avec une femme suspecte. Nous examinons très-attentivement les organes génitaux et l'anus. Nous ne trouvons ni rougeur, ni altération de tissu. Les membres inférieurs ne présent pas la moindre trace de lésion, et le malade, sur lequel n'existe aucun signe de scrofule, affirme n'avoir rien observé de particulier sur la muqueuse du gland et du prépuce, pendant les huit jours qui ont précédé l'apparition des ganglions inguinaux. Le caporal V*** est admis à l'infirmerie et au bout de quelques jours le volume des ganglions engorgés s'accroît notablement, les douleurs, dont ils sont le siége, deviennent plus intenses et l'inflammation gagne bientôt le tissu cellulaire environnant. Plus de doute alors, les bubons vont abcéder. Vu la lon-

gueur présumée du traitement, le malade est dirigé sur l'hôpital, parce qu'il est for-
mellement interdit aux chirurgiens des corps de troupe de conserver dans les infirme-
ries régimentaires les hommes qui sont susceptibles d'y séjourner un certain laps de
temps, mesure fort sage peut-être, mais évidemment contraire à la discipline et aux
intérêts du trésor. Il est vrai que ce sont là des considérations d'un ordre bien inférieur,
comparées aux vues éminemment philanthropiques qui ont présidé à la rédaction des
articles du règlement.

Le caporal V*** est sorti de l'hôpital après quatre mois de traitement, portant aux
aines des cicatrices qui ne lui permettront pas de reprendre son service avant deux
mois.

Quoique l'épreuve par l'inoculation n'ait point été faite, et elle ne pouvait l'être ici,
nous n'en considérons pas moins ce fait comme un nouvel exemple de bubons d'emblée,
attendu que les glandes inguinales ne sont pas susceptibles de s'engorger et d'abcéder
spontanément, sans cause traumatique chez des sujets jeunes, vigoureux, et n'offrant
aucun symptôme de scrofule antérieur ou concomitant, à moins que le virus vénérien
n'ait passé par là. Si l'on établit la supposition qu'une excoriation a pu exister aux
parties génitales et disparaître à l'insu du malade, nous répondrons que cette particularité n'ôterait rien à la signification du fait considéré au point de vue théorique.
Qu'importe, en effet, si le phénomène de l'absorption s'est effectué à la surface de la
membrane muqueuse, que ce soit avec ou sans la circonstance de la destruction de
l'épithélium, dès l'instant où l'on admet le fait, et nous ne pensons pas rencontrer sur
ce terrain des contradictions, car il n'est pas de médecin versé dans la pratique des
maladies vénériennes qui n'ait maintes fois constaté l'existence d'accidents secondaires
chez des individus qui n'avaient présenté que de légères excoriations. Dès l'instant où
l'on admet, disons-nous, qu'une lésion aussi superficielle suffit pour livrer passage au
virus vénérien, on ne peut plus considérer le chancre comme le point de départ obligé
des accidents constitutionnels, la source unique où viennent puiser les vaisseaux ab-
sorbants pour produire l'infection générale. Sans doute, les faits, de la nature de ceux
que nous venons de signaler, ne forment pas la règle, mais ils n'en sont pas moins con-
cluants, et leur peu de fréquence s'explique par la considération que tout principe virulent susceptible d'imprimer une grande modification aux fluides de l'économie, et
de donner lieu à des désordres graves, doit nécessairement provoquer l'altération des
tissus qui en ont reçu la première impression. Voilà pourquoi les accidents secondaires
sont presque constamment précédés par des symptômes primitifs. Mais l'on aurait tort
de conclure de cet ordre de succession dans les phénomènes morbides, que les uns
sont entièrement subordonnés à l'existence des autres, et d'appliquer ici l'axiome
post hoc, ergò propter hoc. Nous ne prétendons pas soutenir que l'absorption ne s'exerce
pas à la surface des chancres, mais nous pensons que, lorsque cet acte physiologique
commence à s'opérer, déjà l'organisme a reçu l'impression du principe contagieux,
car si la cause unique des accidents constitutionnels résidait dans la résorption du pus
chancreux, leur fréquence serait en raison directe de l'étendue des surfaces ulcérées
et de la durée des symptômes locaux; c'est pourtant ce qui n'a pas lieu, puisque
chacun sait qu'une simple ulcération, qui n'a eu que quelques jours d'existence, peut
avoir des conséquences tout aussi graves que les chancres les plus profonds qui ont
suppuré pendant longtemps. Toutefois, il est à remarquer que les accidents constitutionnels éclatent plus fréquemment lorsque les symptômes locaux ont résisté à divers
moyens curatifs que dans les circonstances opposées. Il semblerait alors, et cette pensée
se présente à l'esprit de quiconque examine superficiellement la question, que, dans ce
cas, l'infection générale résulte uniquement de la résorption du pus contagieux ; mais,

pour peu qu'on réfléchisse, on reconnaît aisément que la persistance des symptômes loin d'être l'origine des accidents, n'est, au contraire, que le signe confirmatif de la diathèse syphilitique. Admettre l'inverse, ce serait évidemment prendre l'effet pour la cause, le terme pour le point de départ. C'est comme si l'on voulait faire résider le principe de la vérole constitutionnelle dans l'induration qui accompagne très-souvent les chancres de longue durée, et qui n'en est réellement que l'expression. Rendons cette vérité sensible par un exemple : Quand une affection locale, de quelque nature qu'elle soit, résiste aux applications diverses qui, d'ordinaire, amènent des résultats satisfaisants, l'on suppose aussitôt, et avec fondement, qu'il existe là une cause qui entretient le mal. Que fait-on en pareille occurrence ? On remonte à cette cause, on en recherche la nature, et dès que, par des moyens convenables, on est parvenu à la détruire la guérison s'effectue. Il en est de même de la maladie vénérienne ; lorsque le principe contagieux exerce dans l'économie sa funeste influence, ou la lésion locale ne disparaît pas, ou la diathèse se traduit au dehors par d'autres signes. Si, dans ce cas, renonçant à tous les topiques devenus désormais impuissants, on a recours à un traitement spécial, quelques jours seront à peine écoulés que déjà le malade en aura éprouvé l'heureuse influence, et bientôt enfin l'on verra la guérison s'opérer sans obstacle. C'est là un fait pratique dont les médecins, même les moins disposés en faveur des préparations spécifiques, constatent chaque jour l'exactitude.

Mais, comme nous l'avons déjà dit, de même que nous ne plaçons pas les accidents constitutionnels sous la dépendance exclusive des symptômes locaux, de même aussi nous ne considérons pas ces derniers comme résultant d'une réaction générale qui s'opérerait dans l'organisme contre l'impression syphilitique. Car, quelque valeur que l'on accorde à l'absence de toute altération des parties contaminées pendant un certain nombre de jours, ou, si l'on veut, à la période dite d'incubation, nous ne pouvons admettre des rapports de causalité entre les deux ordres de phénomènes.

Tout mouvement réactionnaire de l'organisme, susceptible d'une manifestation extérieure, donne lieu à des phénomènes généraux, et non à une affection purement locale, et, dans l'espèce, lorsque le virus vénérien a exercé sa fatale influence dans l'économie, lorsqu'enfin la diathèse syphilitique existe, elle se traduit au dehors par des symptômes généraux qui ont leur siége tantôt à l'ouverture des membranes muqueuses, tantôt sur divers points de la surface du corps, et non uniquement et toujours sur le seul organe qui a reçu l'impression de la matière morbifique.

On comprend aisément tous les avantages que la pratique retirerait de la solution de la question qui nous occupe, car c'est d'après les idées que l'on s'est formées du mode suivant lequel s'opèrent l'absorption du virus et son introduction dans l'économie que, par une conclusion logique, on arrive au choix des moyens curatifs.

Ainsi, les médecins qui ne voient dans la syphilis qu'une maladie primitivement locale, admettent, comme conséquence du principe, la nécessité d'un traitement abortif. « Détruisez le chancre, dit M. Ricord, dès son apparition, au premier, deuxième, troi-« sième, quatrième et même cinquième jour après le coït infectant, détruisez-le com-« plétement, foncièrement, et vous n'aurez jamais d'accidents constitutionnels. C'est là « le traitement prophylactique par excellence de la vérole constitutionnelle. Il n'existe « pas, ajoute ce médecin, des faits authentiques d'ulcères qui, détruits avant les cinq « premiers jours qui suivent un coït infectant ou tout autre mode de contagion, aient « donné lieu ensuite à des symptômes secondaires. »

Certes, si M. Ricord étayait sa proposition d'une masse imposante de faits, si des cas nombreux de guérison radicale par l'emploi du caustique, ne permettaient plus de douter de la valeur thérapeutique de ce moyen comme prophylaxe des accidents secondaires, sans nul doute il serait inutile d'avoir recours à d'autres arguments, le problème serait définitivement résolu. Mais en est-il bien ainsi? A-t-on réellement beaucoup d'exemples de guérisons effectuées le premier ou le deuxième jour qui suit l'apparition des chancres, car c'est ordinairement trois ou quatre jours après la contagion que se manifestent les accidents locaux? Nous ne le pensons pas, et cela ne peut pas être, attendu qu'il est excessivement rare que les malades viennent consulter leurs médecins le jour même où le premier signe d'infection apparaît. A cette époque, ils se font encore illusion sur leur état, et ce n'est que lorsque la maladie est franchement déclarée qu'ils croient à son existence. Le petit nombre de ceux qui, faisant exception à cette règle, se soumettent aussitôt à un traitement, guérissent-ils d'ailleurs dans les vingt-quatre ou quarante-huit heures, condition indispensable pour obtenir un succès complet? Et, en supposant même que plusieurs guérisons s'effectuent, est-on bien certain, le mal étant à son début, c'est-à-dire apparaissant sous la forme d'un vésicule ou d'une simple déchirure, d'avoir eu affaire à un véritable chancre et non à une excoriation de peu d'importance, ou à une pustule d'herpès ou d'eczema?

Plein de confiance dans la puissance du traitement abortif, M. Ricord s'étonne qu'on ne traite pas généralement les chancres comme les plaies envenimées, établissant ainsi une identité parfaite entre ces deux ordres de lésions, à l'égard desquels il faut pourtant faire une distinction. Nous concevrions la comparaison des plaies envenimées avec celles qui résultent de l'inoculation, parce que dans l'un et dans l'autre cas il y a solution de continuité à la peau, le principe virulent est déposé dans le tissu cellulaire sous-cutané, et comme les deux maladies sont également locales d'abord, on peut, à l'aide de caustiques portés immédiatement dans les plaies, neutraliser, détruire complétement le virus, et s'opposer ainsi à son introduction dans l'économie. Mais, il n'en est plus de même lorsque, dans les rapports sexuels, le pus a été déposé sur l'épithélium de la muqueuse des parties génitales. Là, le fluide contagieux n'a laissé aucune trace; nul doute qu'il n'ait pénétré sous l'épiderme. Quelques jours vont s'écouler, et lorsque l'altération des parties contaminées annoncera l'existence de la maladie, l'absorption aura déjà transporté le principe virulent dans l'organisme. Et dès lors, quels que soient et la puissance d'action du caustique et l'époque de son emploi, cet agent pourra bien modifier avantageusement les parties affectées, mais il sera sans efficacité contre les chances de l'infection générale.

Si les médecins, qui adoptent la théorie de la localisation, sont unanimes pour le mode de traitement à employer, il n'en est pas de même de ceux qui croient à l'absorption de la matière contagieuse avant l'apparition des symptômes primitifs. La plus grande dissidence règne parmi eux à ce sujet. Les uns, et c'est là le moins grand nombre, sont d'avis de recourir immédiatement à la médication spécifique; d'autres attendent, pour la mettre en usage, que les accidents inflammatoires aient complétement disparu; ceux-ci ne la prescrivent que dans le cas où la maladie a résisté aux moyens simples, ou lorsque des accidents constitutionnels se sont déjà déclarés; ceux-là se bornent à un demi-traitement, un quart de traitement même, comme pour se mettre en paix avec leur conscience.

Veut-on savoir quelle est la cause de cette divergence d'opinions? la voici : c'est la diversité des résultats obtenus par toutes les méthodes de traitement. Il n'est pas, en effet, de moyens curatifs employés jusqu'à ce jour qui ne comptent quelques cas de guérison; il n'en est pas non plus qui n'aient échoué complétement et qui n'aient été suivis d'accidents constitutionnels. Tels sont les faits. Si, au lieu de les envisager à travers le prisme des théories, on les avait appréciés à leur valeur réelle, on aurait à coup sûr évité bien des erreurs. Mais il n'en est point ainsi; l'esprit de système s'en est emparé, et leur donnant les interprétations les plus diverses, il les a mis au service de toutes les doctrines. Chacun a pu dès lors invoquer à l'appui de ses opinions et l'expérience et l'autorité de noms recommandables dans la science. Mais, lorsqu'en parcourant ce vaste champ des hypothèses, on se demande comment il se fait que des accidents secondaires se déclarent après, et malgré tous les traitements; que des guérisons radicales ont lieu à l'aide d'applications topiques; qu'une simple excoriation livre passage au virus vénérien, lorsqu'un chancre profond, qui a longtemps suppuré, est inhabile à généraliser ce principe dans l'économie; quand on se demande le pourquoi de tous ces faits contradictoires, on ne trouve d'explications suffisantes nulle part, et l'on est forcé de reconnaître qu'une erreur grave, commise dans l'appréciation des faits, a frappé de stérilité toutes les théories. C'est qu'en cette circonstance on n'a tenu compte que de la valeur thérapeutique des divers moyens curatifs auxquels on a rapporté tous les résultats, oubliant ainsi l'idiosyncrasie des sujets, certaines conditions d'organisation qui les rendent ou susceptibles de contracter le tempérament syphilitique, ou réfractaires à l'action du virus vénérien, oubliant les circonstances hygiéniques au milieu desquelles le malade a été placé pendant la durée des accidents primitifs, toutes les causes enfin qui ont une large part dans les conséquences qu'amène l'introduction du principe morbifique dans la circulation générale.

Dans un prochain article, nous résumerons les considérations précédentes dans quelques propositions substantielles, puis nous continuerons l'exposition de nos idées et des faits sur lesquels elles s'appuient.

De toutes les considérations qui terminent la première partie de ces recherches, il résulte :

1º Que les symptômes primitifs de la syphilis, constamment identiques dans leur mode de développement, dans leur forme et dans leur marche, reconnaissent pour cause l'existence d'un principe contagieux;

2º Que, par cela seul qu'une simple excoriation peut être suivie d'accidents constitutionnels, il n'est plus permis de douter que le virus vénérien ne soit absorbé et transporté dans l'économie avant l'apparition des symptômes locaux ;

3º Qu'en admettant même, contrairement à toute probabilité, que la muqueuse des organes génitaux fût inhabile à exercer l'absorption, et que ce phénomène ne pût s'effectuer que sur une surface ulcérée, il n'en demeure pas moins constant que tout individu atteint de chancres qui n'auraient que vingt-quatre heures d'existence, est exposé aux chances de l'infection générale;

4º Qu'en tout état de cause, le virus vénérien pénètre toujours dans l'économie et circule avec nos fluides ; que les variations que l'on observe dans les conséquences de ce fait résultent de la diversité des organisations et des circonstances hygiéniques au milieu desquelles les malades se trouvent placés ; que ces causes seules font que tel individu contracte impunément, et à plusieurs reprises, la maladie vénérienne, que tel autre ne peut s'exposer à une infection locale sans être fatalement voué à des accidents constitutionnels ; que chez celui-ci, ces mêmes accidents apparaissent pendant l'existence des symptômes primitifs, que chez celui-là le virus vénérien ne fait explosion qu'après être demeuré latent pendant des mois et même des années ;

5º Que nos moyens d'investigation étant impuissants à nous faire connaître les conditions d'organisation qui sont favorables ou contraires à la généralisation du virus, la prudence commande d'avoir recours dans tous les cas, et dès le début, aux moyens curatifs qui offrent le plus de garantie contre les accidents secondaires ;

6º Qu'à l'exception de quelques tempéraments privilégiés auxquels la nature semble avoir accordé le droit d'immunité, tout malade soumis à un traitement local, de quelque nature qu'il soit, sera infailliblement en proie à la diathèse syphilitique, parce que les applications topiques n'ont qu'une action locale, et ne peuvent, dans aucun cas, être considérées comme prophylactiques des accidents secondaires ;

7° Que la cautérisation des chancres, qui constitue le traitement dit abortif, est un moyen inutile et dangereux ; inutile, parce qu'au moment où on l'emploie, le virus est déjà répandu dans l'économie, et que rien ne démontre que la durée d'un chancre augmente les chancres d'intoxication générale ; dangereux, en ce qu'il laisse le malade dans une sécurité trompeuse, et que, d'autre part, il arrête brusquement le mouvement fluxionnaire que la nature a établi sur les parties contaminées, pour le diriger vers le pli de l'aine où il détermine l'engorgement des ganglions, ou sur d'autres points de l'économie ;

8° Qu'en bonne logique, le choix des moyens curatifs doit être la conséquence rigoureuse de l'appréciation de la cause morbifique ; que la syphilis, étant une maladie d'une nature spéciale, il faut la combattre par un traitement spécifique ; et comme le mercure est de tous les agents qui constituent cette médication celui qui donne les résultats les plus favorables, c'est à l'un des composés fournis par cette substance qu'il faut avoir recours.

Si, en exprimant ainsi notre pensée sur la valeur thérapeutique des préparations mercurielles, nous n'entendions parler que des accidents constitutionnels, nous-nous trouverions sur ce terrain en accord parfait avec tous les syphilographes ; mais il n'en est point ainsi : nous comprenons dans la même catégorie les symptômes primitifs, avec cette seule différence que dans le premier cas il s'agit de combattre des phénomènes morbides, et dans le second d'éliminer ou de neutraliser le virus vénérien que l'absorption a introduit dans l'économie, de l'empêcher enfin de déterminer la diathèse syphilitique.

Nous savons très-bien que la plupart des médecins ne partagent pas cette opinion, parce que l'expérience leur a appris que les symptômes primitifs cèdent, le plus ordinairement, à des moyens simples ; que les préparations mercurielles qui ont été employées jusqu'à ce jour, ne les font pas disparaître plus promptement, les aggravent même quelquefois, et que dans maintes circonstances cette médication a produit des accidents plus ou moins graves. Ces faits sont incontestables ; personne ne révoque en doute leur exactitude. Mais, ce qui est moins vrai, c'est la signification qu'on leur a donnée, ce sont les conséquences qui en ont été déduites. En effet, de ce que les préparations mercurielles en usage ont été dans certains cas d'accidents primitifs, ou inutiles ou nuisibles, on en a conclu qu'il fallait proscrire le mercure, renoncer définitivement à son emploi. On oubliait ainsi que ce médicament a eu, dans une foule de cas, des résultats qu'on avait cherché vainement à obtenir par tout autre moyen, et que bien des accidents, qui avaient résisté à telle préparation hydrargyrique, qui s'étaient même aggravés sous son influence, avaient cédé sans difficulté à un autre mode d'administration. N'en est-il pas ainsi d'ailleurs de tous les agents thérapeutiques ? Quel est donc celui qui ne compte que des succès ? Le quinquina lui-même, employé sous tant de formes diverses avant la découverte du sulfate de quinine, n'échouait-il pas bien souvent contre les fièvres intermittentes ? Ne déterminait-il pas aussi des accidents plus ou moins graves ? En était-il moins pour cela le spécifique de l'intoxication marécageuse ? Aujourd'hui, le sulfate de quinine guérit presque constamment, et sans porter la moindre atteinte au malade ; pourquoi n'en serait-il pas de même un jour du mercure ? Pourquoi une nouvelle combinaison, ou un nouveau mode d'administration n'auraient-ils pas le même succès dans le traitement des symptômes locaux de la syphilis

Nous avons donc lieu de croire que l'on s'est beaucoup trop hâté de conclure de l'impuissance des préparations hydrargyriques employées et des accidents qu'elles ont produits, que le mercure devait être exclu du traitement des symptômes primitifs. Par ces inductions prématurées, qui ont introduit une cause permanente d'erreurs dans l'étude de la syphilis, on a limité le champ des investigations, et interdit, en quelque sorte, toute recherche ultérieure sur la puissance d'action du mercure.

Pour nous, convaincu depuis longtemps que, malgré l'expérience de quelques siècles, cet agent thérapeutique n'avait pas dit son dernier mot dans le traitement de la syphilis, qu'il constituait même un vaste sujet d'études pour le médecin, nous avons fait, pendant plusieurs années, soit à l'hôpital militaire de Toulon, où nous avons été chargé de la direction du service des vénériens, soit dans les corps de troupes auxquels nous avons été attaché, un grand nombre d'expériences sur les diverses préparations mercurielles, et nous avons reconnu que si, dans une foule de cas, les résultats ont été nuls, incomplets ou défavorables, c'est que la médication, supportée souvent avec peine par les malades, a dû être supprimée chez les uns avant même qu'elle ait eu le temps de produire des effets thérapeutiques, et que, chez d'autres, l'usage en a été continué, quoique l'action pathogénique du médicament eût déjà commencé à se manifester.

Ainsi, l'onguent mercuriel, la plus funeste des préparations hydrargyriques, par cela seul qu'il est impossible d'en maîtriser l'action, ni même de prévoir où s'arrêteront ses effets, détermine souvent des désordres graves qui ajoutent encore à la maladie contre laquelle on les dirigeait. Il en est de même du sublimé sous ses diverses formes, à cela près toutefois qu'il est beaucoup plus facile d'en modérer l'activité, et de remédier aux accidents qu'il produit.

Le proto-iodure lui-même, si fortement préconisé depuis quelques années, n'est pas non plus à l'abri de tout reproche. On ne lui reconnaît, il est vrai, aucune qualité nuisible, quand il est pur du mélange avec le deuto-iodure ; mais plusieurs syphiliographes lui contestent cette grande puissance d'action qu'on s'est plu à lui attribuer, et affirment qu'il supporterait difficilement la comparaison avec les autres composés mercuriels. Il est même des médecins, très-compétents dans la matière, qui vont jusqu'à refuser au proto-iodure toute propriété anti-syphilitique et qui ont cru devoir renoncer à son emploi. Ce que nous savons de positif à l'égard de ce médicament, c'est que, dans l'un des hôpitaux militaires de Paris, il est administré à la plupart des individus atteints des symptômes primitifs, et que nous avons eu maintes fois occasion de constater des accidents secondaires chez plusieurs de ceux qui avaient fait usage de cet agent thérapeutique. Nous verrons plus tard, d'ailleurs, par les faits que nous reproduirons d'après les écrits d'un syphiliographe moderne, qui a beaucoup à se louer, dit-il, de l'emploi du proto-iodure, si ce composé mercuriel mérite réellement la réputation dont il jouit dans le monde médical.

Il résulte de toutes ces considérations que, quoique le mercure soit en réalité le spécifique de la maladie vénérienne, les diverses formes sous lesquelles on l'a prescrit jusqu'à ce jour ont été souvent ou impuissantes ou nuisibles dans le traitement des accidents primitifs.

Dans cet état de choses, il s'agissait de rechercher un mode de préparation ou d'administration qui, tout en conservant au mercure les avantages qu'il possède comme spécifique, n'eût aucun des inconvénients qui lui sont reprochés comme modificateur pathogénique. C'était la seule voie qui pût nous conduire à la solution du problème ; et cette voie, hâtons-nous de le dire, nous a été ouverte par les intéressants travaux de M. Mialhe, dont nous allons reproduire sommairement les conclusions.

Il résulte des recherches et des expériences chimiques de ce savant professeur :

1º Qu'un médicament interne, pour avoir une action générale sur l'organisme, doit être soluble, ou susceptible de le devenir par suite de réactions chimiques opérées dans le sein de nos organes, attendu que les corps solubles peuvent seuls être absorbés et introduits dans la circulation générale ; qu'en un mot, la condition essentielle à l'action des modificateurs de l'économie est la solubilité ;

2º Que, d'après ce principe, toutes les préparations mercurielles insolubles n'out une action thérapeutique réelle que tout autant qu'elles ont été rendues solubles à la faveur des chlorures alcalins que contiennent les humeurs de l'économie ;

3º Que ces réactions chimiques ont toujours pour résultat la production d'une quantité constante de sublimé corrosif, en qui résident les propriétés médicales du mercure ;

4º Que le calomel est, de tous les proto-sels, le seul qui passe immédiatement à l'état de deuto-chlorure par son contact avec les agents de dissolution contenus dans les liquides intestinaux, les autres devant être préalablement transformés en chlorure mercureux ;

5º Que, pour retirer de l'emploi médical du calomel le maximum d'effet thérapeutique qu'il puisse produire, on doit toujours l'administrer à doses fractionnées, attendu que le contact de l'air, la multiplicité des digestions humorales ou des réactions chimiques, sont autant de circonstances qui favorisent la transformation du proto-sel ;

6º Que la proportion de sublimé formé n'est pas en rapport avec la quantité de calomel ingéré, mais bien avec la quantité de chlorure alcalin contenu dans les organes ; et, comme celle-ci est peu considérable, il en résulte que la formation du chlorure mercurique est aussi très-limitée ;

7º Que le calomel traverse toute la longueur du tube intestinal comme le ferait une poudre inorganique inerte ; que, chemin faisant, il donne naissance à de faibles proportions de chlorure mercurique, dont l'absorption s'empare au fur et à mesure que la transformation s'opère sans qu'il en résulte d'autres phénomènes locaux que quelques contractions de l'intestin grêle, et par suite l'évacuation des matières qu'il contient ;

8º Que le sublimé corrosif, ingéré ou formé dans le tube digestif, constitue avec les éléments albumineux du sang une combinaison chimique susceptible de parcourir tout le cercle circulatoire sans éprouver aucune altération.

Après avoir ainsi formulé ces diverses propositions, M. Mialhe ajoute que ses expériences sont d'accord avec l'observation clinique pour démontrer que les préparations mercurielles les plus actives sont précisément celles qui ont la propriété de produire avec les chlorures alcalins une plus grande proportion de chlorure mercurique ; qu'ainsi, tous les deuto-sels, solubles ou insolubles, constituent des agents héroïques, tandis que les proto-sels, qui n'agissent que par la faible proportion de sublimé auquel leur décomposition donne naissance, sont doués d'une activité bien moindre. Que, d'après ces considérations, les préparations avec le deuto-chlorure doivent être préférées à toutes les autres, non-seulement à cause de leur activité, mais encore parce qu'elles fournissent le moyen d'augmenter ou de diminuer à volonté la dose du principe actif.

Nous ne prétendons pas contester la justesse des vues théoriques de l'auteur du *Traité de l'art de formuler,* mais il nous semble que pour obtenir à son maximum d'intensité l'effet thérapeutique d'un médicament, il ne suffit pas qu'il soit doué d'une grande puissance d'action, il faut surtout qu'il soit toléré et par les tissus avec lesquels il se trouve primitivement en contact, et par l'organisme lui-même où il est appelé à exercer une action générale. Et comme, d'une part, le sublimé corrosif, administré avec une extrême prudence, n'a pas donné jusqu'à ce jour des résultats satisfaisants dans le traitement des accidents primitifs de la syphilis, et que, d'autre part, la théorie de M. Mialhe présente le calomel non-seulement comme une substance inoffensive à l'égard de la muqueuse gastro-intestinale, mais encore comme un agent susceptible de produire du sublimé, seul principe dans lequel réside la spécificité du mercure, nous avons cru devoir rechercher si la quantité de calomel transformé dans le tube digestif constituerait une dose thérapeutique, et si le bi-chlorure à l'état naissant jouirait du privilége de l'innocuité, c'est-à-dire ne donnerait pas lieu aux phénomènes pathogéniques, aux accidents généraux reprochés aux diverses préparations hydrargyriques.

Déjà, en 1839, le docteur Law se livrait à quelques recherches sur l'emploi du calomel à doses réfractées. Il l'associait à la gentiane et l'administrait sous forme de pilules contenant chacune 1/12 de grain de proto-chlorure, que les malades prenaient d'heure en heure. Ce médecin, qui n'a d'ailleurs employé cette médication que dans le traitement de quelques affections étrangères à la syphilis, affirme avoir obtenu la salivation le plus ordinairement le deuxième ou le troisième jour. Les investigations n'ont pas été poussées plus loin.

Les faits que notre confrère d'outre-mer livrait à cette même époque à la publicité, passèrent en quelque sorte inaperçus en France, car ce n'est qu'en 1845 qu'on a fait à Paris l'essai de ce mode d'administration du calomel.

M. le professeur Trousseau, médecin à l'hôpital Necker, est le premier, le seul peut-être jusqu'ici qui ait fait usage du chlorure mercureux à doses réfractées. Il en prescrit 5 centigrammes par jour ; mais il l'associe au sucre et divise le mélange en douze ou vingt-quatre parties qu'il fait prendre au malade de deux heures en deux heures ou d'heure en heure. Témoin nous-même de ces expériences, nous avons vu survenir presque constamment le deuxième ou troisième jour au plus tard, et quelquefois même au bout de vingt-quatre heures, un gonflement peu considérable des gencives, l'agacement des dents, et parfois un très-léger crachotement. Nous n'avons jamais observé de salivation proprement dite, c'était tout simplement une supersécrétion de la muqueuse buccale. La langue se recouvrait d'un enduit blanchâtre ou jaunâtre, il se déclarait en même temps de la diarrhée, précédée de borborygmes, et plus fréquemment de coliques. Le médicament, administré seulement à des femmes, dans des affections diverses, était toujours supprimé le deuxième ou troisième jour.

Ces expériences, qui confirment pleinement les assertions émises par M. Mialhe sur les réactions chimiques, à la faveur desquelles s'effectuent et la transformation et l'absorption du calomel, démontrent aussi la rapidité avec laquelle cet agent médicamenteux pénètre dans l'économie et parcourt le cercle circulatoire.

Mais, tout en partageant sur ce point l'opinion de M. Mialhe, nous ferons remarquer que l'apparition rapide des phénomènes physiologiques chez les malades de M. Trousseau tend à infirmer une proposition de cet habile chimiste, qui considère les femmes, et surtout les femmes malades, comme peu susceptibles d'être influencées par le calomel, attendu, dit-il, que les aliments dont elles font usage contiennent en général peu de sel, et que dès lors le chlorure alcalin que renferment les humeurs de l'économie se trouve dans de faibles proportions. Sans contester absolument la justesse de cette dernière proposition, les faits que nous venons de reproduire démontrent jusqu'à l'évidence que chez les femmes soumises à une alimentation très-légère, la quantité de chlorure alcalin, quelque faible qu'elle soit, est encore suffisante pour opérer la formation d'une dose thérapeutique de sublimé.

Jugeant dès lors de la valeur médicale du calomel par l'énergie de son action physiologique, nous avons conçu l'idée d'en faire l'application au traitement des accidents primitifs et secondaires de la syphilis. Les recherches auxquelles nous nous sommes livré ont donné des résultats qui nous ont paru assez importants pour fixer l'attention des syphiliographes.

Le mode d'administration indiqué par le docteur Law, et celui que met en usage M. Trousseau, offrant de grandes difficultés dans leur emploi, nous avons divisé les 5 centigrammes de calomel unis à 1 gramme de sucre en six parties seulement, que nous avons fait prendre aux malades de deux en deux heures.

Pour être à même d'apprécier avec exactitude la valeur thérapeutique de la préparation mercurielle, nous avons exclu du traitement toute application locale, même les topiques émollients, et nous nous sommes borné à prescrire des soins de propreté.

72 militaires, appartenant au 1ᵉʳ régiment de ligne, ont été successivement soumis à cette nouvelle médication, parmi lesquels 28 étaient atteints de chancres primitifs, 10 d'accidents secondaires et 34 de blennorrhagie, offrant divers degrés d'intensité.

Les malades ont été soumis à un régime particulier, qui se composait d'aliments sains, de facile digestion, et dont la quantité peut être évaluée à la moitié environ de la consommation faite dans l'état de santé.

Il nous reste maintenant à faire connaître les résultats obtenus par la méthode que nous avons mise en essai. Les observations recueillies au lit du malade étant les meilleurs éléments d'appréciation, nous allons en rapporter un certain nombre que nous limiterons le plus possible, afin d'éviter toute répétition inutile.

Obs. Iʳᵉ. — Chancres primitifs.

Le nommé S... est admis à l'infirmerie du corps le 25 juin 1845, pour y être traité de trois chancres qu'il portait depuis huit jours sur le gland et à la surface interne du prépuce, ainsi que d'un bubon à l'aine gauche. Les chancres, grisâtres et peu profonds, ne fournissent pas une suppuration très-abondante.

Le malade, âgé de 23 ans, est doué d'un tempérament lymphatique ; mais il jouit habituellement d'une bonne santé. C'est pour la première fois qu'il est atteint d'une affection vénérienne.

La bouche et les organes digestifs sont en très-bon état.

26 juin. 5 centigrammes de calomel associé à 1 gramme de sucre, en six parties, de deux en deux heures. Lotions avec l'eau fraîche, application de quelques brins de charpie sur les ulcérations.

Le 8 juillet, treize jours se sont écoulés, et le calomel n'a produit aucun phénomène physiologique. L'ulcère du gland a perdu sa couleur grisâtre ; il entre dans la période de réparation. Les deux chancres du prépuce, très-rapprochés l'un de l'autre d'abord, se sont réunis et présentent l'aspect d'une plaie simple. La résolution du bubon a été tentée vainement à l'aide d'un agent thérapeutique très-actif (1) que nous employons souvent avec succès. L'abcès avait son siège dans un ganglion profond ; il a été ouvert avec le cautère actuel (2).

Le 18, les chancres se sont cicatrisés. Nous continuons l'usage du calomel jusqu'au 25. A cette époque, il n'était survenu aucun accident mercuriel.

Le bubon a suppuré considérablement, et la guérison ne s'est effectuée que le 5 août, après quarante-sept journées d'infirmerie. La cicatrice était à peine apparente.

Voilà un cas de tolérance complète du calomel, non-seulement de la part de la mu-

---

(1) Le sous-acétate de plomb pur, en frictions et en applications, aidées d'un bandage compressif. C'est le plus puissant résolutif que l'on puisse mettre en usage en pareille circonstance.

(2) Petite tige de fer recourbée, à angle droit vers l'une de ses extrémités, ayant environ 1 ligne et demie de diamètre. Nous avons reconnu que, de tous les moyens préconisés, le cautère actuel est celui dont l'emploi est le moins souvent accompagné du décollement des parois du foyer.

queuse intestinale, mais encore de tout l'organisme; car il n'y a pas eu le moindre signe d'intoxication mercurielle, ce qui n'a pas empêché la guérison de s'effectuer après un laps de temps peu considérable. Les faits de ce genre ne sont pas très-rares, nous pourrions en citer un certain nombre.

Obs. II. — Le nommé G..., musicien, âgé de 22 ans, voit apparaître, trois jours après un coït suspect, une ulcération sur le frein de la verge. Dans l'espace de huit jours, quatre nouveaux chancres se forment successivement et occupent la couronne du gland. Malgré le caractère de gravité que paraissait présenter la maladie, ce militaire, craignant d'être envoyé à l'hôpital, n'avait pas voulu nous faire connaître sa position et était demeuré dans cet état pendant un mois, sans employer des moyens curatifs autres que des soins de propreté. A cette époque, une visite générale eut lieu, et G..., forcé dès lors de déclarer sa maladie, fut admis à l'infirmerie du corps le 29 juillet 1845.

Ce jeune militaire, d'un tempérament lymphatique, jouit habituellement d'une bonne santé. Il n'a jamais eu d'autre affection syphilitique.

La bouche est saine, l'état général satisfaisant.

Nous constatons six chancres, très-rapprochés l'un de l'autre, occupant le frein et une grande partie de la couronne du gland; ils sont saillants, grisâtres, légèrement indurés à la base, et sécrètent un pus sanieux assez abondant.

30 juin. 5 centigrames de calomel.

Le 2 juillet, bouche pâteuse, langue humide et recouverte d'un enduit jaunâtre; digestions faciles.

Le 3 et le 4, même état.

Les 5, 6 et 7, coliques légères, deux selles diarrhéiques.

Le 12, la suppuration est moins abondante, les points indurés commencent à se ramollir.

Le 16, les chancres n'ont plus l'aspect grisâtre et sont beaucoup moins saillants; ils se sont affaissés. L'induration a presque disparu. La suppuration est considérablement réduite.

Le 24, la cicatrisation est complète. Le calomel n'est supprimé que le 28, époque à laquelle le malade sort de l'infirmerie pour reprendre immédiatement son service.

Les effets physiologiques du calomel signalés dans cette observation se reproduisent très-fréquemment, on peut même dire qu'ils forment la règle. Ils ont été très-modérés, comme on a dû le remarquer, et malgré la continuation du moyen curatif, ils n'ont eu que quelques jours de durée. Nous devons avouer néanmoins qu'ils ne se bornent pas toujours à cette simple manifestation, et qu'il est des cas, ainsi que le prouve le fait suivant, où l'action physiologique du médicament a une plus grande intensité.

Obs. III. — Le fourrier D..., âgé de 24 ans, d'un tempérament lymphatique-sanguin, d'une assez bonne constitution, portait depuis huit jours un chancre ordinaire sur le frein, lorsqu'il se présente à notre visite du matin le 29 juin 1845. L'un des ganglions superficiels de l'aine gauche était devenu douloureux et commençait à s'engorger.

Ce sous-officier n'a jamais eu de maladie grave; il est infecté pour la première fois.

L'état de la bouche et des organes digestifs n'offre rien d'anormal.

Le 30 juin, 5 centigrammes de calomel.

Le lendemain, 1er juillet, borborygmes sans douleur, deux selles en diarrhée.

Le 2, bouche pâteuse, langue humide et jaunâtre; coliques très-légères, point de selles; bon appétit d'ailleurs, digestions faciles.

Le 4, coliques légères, deux selles.

Le 6, les gencives des dents incisives et canines se tuméfient légèrement et accusent de la sensibilité. L'engorgement de l'aine a pris du développement. Des frictions sont pratiquées sur ce point avec le sous-acétate de plomb; des compresses, imbibées du même liquide, sont appliquées et maintenues par un bandage compressif.

Le 10, même état des gencives. A leurs bords libres apparaît une ligne grisâtre qui ne s'étend pas au loin. La bouche est toujours pâteuse; il survient un léger crachotement. Les fonctions digestives s'accomplissent avec régularité chaque jour; des borborygmes ou des coliques de peu de durée sont accompagnées d'une ou deux selles.

Le 13, le chancre prend l'aspect d'un ulcère simple et devient superficiel. L'état de la bouche est stationnaire. Le bubon a disparu; il s'est terminé par résolution.

Le 20, le chancre est cicatrisé. Les gencives ont repris leur état normal; il n'y a plus de crachotement depuis quelques jours. Des coliques fort légères se sont manifestées par intervalles sans être accompagnées de diarrhée.

Le calomel, dont l'administration n'a pas été interrompue un seul jour, est supprimé le 26.

Le malade qui fait le sujet de cette observation a présenté des phénomènes physiologiques que nous n'avons pas notés dans celles qui précèdent : nous voulons parler de l'irritation des gencives ; c'est là, sans contredit, une circonstance fort ordinaire ; mais ce qui ne l'est pas, c'est la persistance de ce signe de l'infection mercurielle. Le fait que nous rapportons ici est un de ceux où l'action physiologique du calomel s'est manifestée avec le plus d'énergie. Toutefois, nous ferons à ce sujet une remarque qui n'est pas sans importance, c'est que, malgré la continuation du médicament, malgré la rapidité avec laquelle il a agi sur la muqueuse buccale, il n'y a pas eu de salivation. Nous devons ajouter que ce phénomène ne s'est pas présenté une seule fois à notre observation.

Obs. IV. — Le 1er juillet 1845, le sergent B... contracta pour la première fois des chancres à la surface interne du prépuce, près de sa naissance. Il vint quelques jours après réclamer nos soins et solliciter son admission à l'infirmerie du corps.

22 ans, tempérament sanguin, constitution vigoureuse.

Les chancres sont profonds, d'un aspect grisâtre, et font éprouver au moindre contact des douleurs vives au malade. Le produit de la sécrétion est peu considérable.

Etat normal de la bouche et des organes digestifs.

Le 11 juillet, administration du calomel.

Le 14, la langue est pâteuse, saburrale ; les dents sont légèrement agacées. L'estomac fonctionne parfaitement. Un ganglion superficiel s'engorge à l'aine gauche.

Le 15, coliques légères, trois selles diarrhéiques. Les chancres suppurent abondamment.

17, 18, pas de coliques, borborygmes, deux selles. L'agacement des dents a cessé. La bouche est toujours pâteuse. La sécrétion de l'urine est notablement augmentée. Le tissu cellulaire qui environne le ganglion participe à l'inflammation dont cet organe est le siége ; les téguments eux-mêmes commencent à rougir, et tout annonce la formation d'un abcès. Les surfaces ulcérées sécrètent toujours avec abondance une matière sanieuse, et, malgré les soins de propreté dont le malade s'entoure, de nouveaux chancres apparaissent sur le gland, produits sans aucun doute par le contact du pus.

Le bubon est traité par des applications de sous-acétate de plomb et un bandage compressif.

Du 18 au 22, coliques tantôt légères, tantôt assez vives, mais de peu de durée ; deux selles chaque jour. La muqueuse de la joue droite est irritée sur un point très-circonscrit. L'urine est toujours rendue abondamment. Les fonctions digestives continuent de s'accomplir avec régularité. Les nouveaux chancres acquièrent du développement, et rendent, comme les premiers, beaucoup de matière.

Le 25, les douleurs intestinales ont cessé ; plus de selles séreuses, plus d'irritation à la bouche. Le bubon marche rapidement vers la résolution. Les premiers chancres se détergent et entrent dans la période de réparation.

Le 2 août, les ulcères du gland suivent la même marche, et la cicatrisation commence à s'opérer dans l'ordre de leur apparition. L'aine gauche, siége du bubon, ne présente plus qu'un léger empâtement, que la compression ne tardera pas à faire disparaître.

Le 15, la guérison était complète. Nous avons cessé immédiatement l'usage du calomel, et le malade a été renvoyé à sa compagnie pour y continuer son service.

Cette observation présente quelques particularités que nous devons rappeler : c'est l'augmentation de la sécrétion urinaire et celle de la matière fournie par les chancres. Ces phénomènes, ainsi que nous l'avons constaté depuis, se reproduisent très-fréquemment. Nous ne les avons pas notés dans les premiers temps, parce que notre attention était entièrement fixée sur les effets thérapeutiques du médicament, et que nous n'avons pas même songé à interroger les malades sur ce point.

Obs. V. — Le caporal F..., âgé de 26 ans, s'est présenté le 25 août 1845 à notre visite du matin pour être admis à l'infirmerie du corps. Il portait depuis six jours, à la naissance du prépuce, deux chancres larges, profonds, qui, sans cause appréciable, sont devenus le siége d'une vive inflammation.

Ce militaire avait contracté, une année auparavant, une blennorrhagie peu intense qui avait cédé aux balsamiques et à quelques injections.

Tempérament sanguin, bonne constitution ; état habituel de santé très-satisfaisant. Intégrité des organes digestifs.

Le 26 août, administration du calomel.

Le 29, bouche pâteuse, langue humide, recouverte d'un enduit jaunâtre, coliques très-légères, pas de diarrhée. Les chancres, très-rapprochés l'un de l'autre, se sont agrandis, et n'ont bientôt plus formé qu'un seul ulcère à fond grisâtre, à bords durs, coupés à pic, douloureux, et présentant enfin tous les caractères du chancre dit *hécatérien*. Suppuration sanieuse et assez abondante.

Le 2 septembre, le point ulcéré est le siége d'une vive sensibilité ; même état des organes digestifs.

Le 9, les gencives des molaires inférieures droites sont douloureuses ; on n'y remarque pourtant ni rougeur ni tuméfaction. La matière qui s'exhale de la surface du chancre est devenue très-considérable, ainsi que le produit de la sécrétion rénale.

Le 12, la douleur des gencives a cessé. La suppuration augmente chaque jour, à tel point que le malade, à qui nous avons recommandé la plus grande propreté, est obligé de renouveler à chaque instant le pansement.

Le 18, les symptômes inflammatoires se sont amendés, et la douleur dont le chancre était le siége a disparu.

Le 22, les gencives, qui avaient déjà manifesté de la sensibilité, commencent à se tuméfier.

Le 27, les bords du chancre ont perdu de leur dureté et se sont affaissés ; le fond en est toujours grisâtre, mais la suppuration est moins abondante. Les gencives affectées sont bordées d'un liséré blanchâtre à peine sensible. Là se borne l'irritation de la muqueuse buccale, dont la sécrétion n'a pas été augmentée.

Le 4 octobre, l'état de la bouche est stationnaire, l'appétit se conserve, les digestions sont toujours faciles. La suppuration est notablement diminuée.

Le 9, l'ulcère se déterge ; quelques points rouges apparaissent à sa surface. L'induration des bords a totalement disparu.

Le 13, l'irritation des gencives est beaucoup moindre ; le chancre est en pleine voie de réparation. Les bourgeons se développent de toutes parts, et la suppuration devient chaque jour moins abondante.

Le 18, le travail de la cicatrisation commence à s'opérer, et le 26 elle est complète. Les gencives sont revenues à leur état normal. Nous avons cessé le même jour l'usage du calomel.

Le traitement a duré soixante-deux jours, et quoique l'emploi du proto-chlorure n'ait jamais été interrompu, nous n'avons pas eu à constater d'autres phénomènes qu'une inflammation très-modérée et très-circonscrite des gencives, laquelle a même disparu sans l'intervention d'aucun moyen curatif.

Cette observation sort de la catégorie des faits simples. Dans les cas qui précèdent, nous n'avons eu à combattre que des chancres ordinaires, exempts de toute complication. Ici, au contraire, l'ulcération s'est présentée accompagnée d'une inflammation intense, dépendant soit d'une vive réaction locale contre le principe virulent, soit des circonstances hygiéniques au milieu desquelles le malade s'est trouvé placé, soit enfin d'une disposition idiosyncrasique. Cette inflammation, qui a nécessairement exercé une grande influence sur l'état des tissus devenus le siége du travail morbide, a été la seule cause du retard apporté à la guérison. Mais nous devons faire observer que si le fait que nous relatons ici trahit l'impuissance du calomel contre l'élément phlegmasique, qu'il faut bien distinguer de l'élément vénérien, il prouve aussi, contrairement à l'opinion généralement admise, que toutes les préparations mercurielles n'aggravent pas les symptômes primitifs qui s'accompagnent d'accidents inflammatoires, et que l'on peut employer sans inconvénient le calomel en toute circonstance.

Obs. VI. — Peu de jours après un coït suspect, le fusilier D... s'aperçut de la présence de deux chancres qu'il ne voulut point déclarer afin de pouvoir continuer son service, et auxquels il n'opposa pendant un mois que des soins de propreté. Mais, à l'occasion d'une visite générale, il fut obligé de faire connaître son état et de solliciter son admission à l'infirmerie du corps, laquelle eut lieu le 3 septembre 1845.

Ce militaire, doué d'une bonne constitution, n'a jamais eu d'autre affection vénérienne.

Les chancres sont larges, superficiels, grisâtres, et reposent sur une surface indurée qui occupe près de la moitié antérieure du prépuce. L'induration est très-saillante et a la consistance du fibro-cartilage.

La bouche est saine, les organes digestifs n'offrent aucun signe d'altération.

6 septembre, administration du calomel.

Le 9, coliques très-légères.

Le 10, coliques plus fortes, quatre selles diarrhéiques.

Du 11 au 15, quelques douleurs intestinales peu vives apparaissent chaque jour et sont accompagnées de quelques selles. Les digestions se font bien. La suppuration fournie par les chancres, ainsi que la sécrétion de l'urine, a notablement augmenté.

Le 16, sensation de fatigue dans la région lombaire et dans les membres supérieurs. Aucun phénomène physiologique du côté des organes digestifs.

Le 20, la suppuration est moindre, et la surface des ulcères laisse apercevoir çà et là quelques points rouges. On reconnaît aussi que les tissus indurés se ramollissent, mais seulement à la superficie.

Du 19 au 25, les chancres sont entrés franchement dans la période de réparation ; l'urine est toujours abondante, et la sensation de fatigue éprouvée par le malade persiste au même degré.

Le 28, l'induration, qui se ramollit notablement de la circonférence au centre, est réduite à la moitié de son volume primitif ; la fatigue des membres a cessé. Les chancres donnent très-peu de matière.

Le 5 octobre, les ulcérations sont cicatrisées ; les tissus indurés marchent toujours vers la résolution, mais avec plus de lenteur que pendant les quinze jours qui viennent de s'écouler. La petite tumeur n'a plus que le tiers du volume qu'elle avait avant le traitement. Pour la faire disparaître entièrement, nous avons dû continuer l'usage du calomel jusqu'au 4 novembre, époque à laquelle le prépuce avait repris sa forme et sa flaccidité ordinaire.

Dans cette observation, le phénomène physiologique le plus saillant a été la sensation de fatigue éprouvée pendant quelques jours par le malade, laquelle pourtant n'a influé en aucune manière sur la santé générale. Quant aux effets thérapeutiques, ils ont été, comme on a dû le remarquer, aussi satisfaisants et aussi prompts qu'il était permis de l'espérer.

Le fait suivant, que nous croyons devoir rapporter quoiqu'il ait beaucoup d'analogie avec le précédent, nous fournira une preuve convaincante de la tolérance du calomel par les constitutions les plus délicates, par celles enfin qui ont été jusqu'à ce jour le moins réfractaires à l'action pathogénique des préparations mercurielles.

Obs. VII. — Le nommé S..., âgé de 22 ans, avait contracté des chancres à la surface interne du prépuce depuis près de deux mois, lorsqu'il vint réclamer nos soins. Quoiqu'aucun traitement n'eût été fait durant le laps de temps écoulé, si ce n'est quelques applications topiques, le chancre était superficiel et en voie de réparation ; mais il reposait sur des tissus fortement indurés, et nul doute que notre malade ne fût, comme celui qui fait le sujet de l'observation précédente, sous l'influence de l'intoxication générale.

Ce militaire, infecté pour la première fois, joint à un tempérament éminemment lymphatique une constitution très-faible. Ses membres grêles, aux formes arrondies, aux chairs molles, décèlent une organisation qui est loin de réunir les conditions d'aptitude au service militaire.

Depuis huit jours, l'un des ganglions superficiels de l'aine gauche est engorgé et douloureux à la pression. La peau et le tissu cellulaire ne participent point à l'état du ganglion, qui se trouve ainsi complétement isolé.

Le 13 septembre, le calomel est administré. Des frictions et des applications de sous-acétate de plomb sont faites sur le bubon et aidées d'un bandage compressif.

Le 16, bouche pâteuse, langue humide et blanchâtre, coliques légères, deux selles en diarrhée ; bon appétit d'ailleurs, digestions faciles.

Les 17 et 18, même état.

Le 23, le chancre est cicatrisé. Les tissus indurés commencent à se ramollir à la surface de la tumeur, qui est d'un volume moyen.

Le 2 octobre, l'induration est réduite de moitié.

Le 10, il ne reste plus qu'un petit noyau central, déjà ramolli lui-même.

Le 19, il avait complétement disparu et le prépuce était revenu à son état normal.

Le bubon s'était terminé par résolution.

Obs. VIII. — *Accidents secondaires.*

Chancres consécutifs au voile du palais, pustules humides, syphilide lenticulaire.

Le sujet de cette observation est un jeune homme de 25 ans, d'un tempérament lymphatique, mais doué d'une assez bonne constitution. Arrivé au corps en 1841, il y a fait son service sans interruption jusqu'au jour où il est venu réclamer nos soins pour la maladie dont nous allons retracer l'histoire.

Le 17 août 1845, le fusilier O... fut conduit auprès de nous pour être soumis à notre examen. Il portait deux chancres : l'un au bord libre, l'autre à la face interne de la lèvre supérieure, et plusieurs pustules humides ayant leur siège à la couronne du gland et à la surface interne du prépuce. Interrogé sur les circonstances qui avaient précédé l'invasion de ces symptômes, O... nous raconta qu'ayant eu quinze jours auparavant des relations avec une femme suspecte, il vit apparaître, peu de temps après, d'abord les ulcérations de la lèvre, qu'il présumait avoir contractées dans des baisers lascifs, puis les tubercules plats dont nous avons fait mention.

Ne pouvant, à cette époque, lui donner nous-même des soins, nous dirigeâmes le malade sur l'hôpital militaire, où il fit un séjour d'un mois. A la sortie de cet établissement, il nous fut encore présenté, et nous constatâmes la disparition complète des phénomènes morbides. Ce jeune soldat rentra dans sa compagnie et reprit son service.

Un mois s'était à peine écoulé, lorsqu'il vint de nouveau réclamer les secours de l'art, nous priant cette fois de l'admettre à l'infirmerie. Il était en proie à des accidents secondaires graves que nous allons énumérer dans l'ordre de leur apparition :

1º Tubercules plats au scrotum, autour de l'anus et à la partie interne des fesses;

2º Ulcérations du voile du palais, à la voûte palatine et aux amygdales;

3º Syphilide lenticulaire papuleuse, occupant le front, tout le cuir chevelu, et laissant suinter sur quelques points seulement une sérosité purulente. Plusieurs ganglions lymphatiques du cou étaient engorgés.

Le malade fut admis le jour même à l'infirmerie, et le lendemain, 18 octobre, nous commençons le traitement par le calomel.

État normal des organes digestifs.

Le 21, augmentation notable de la sécrétion de l'urine.

Le 23, bouche pâteuse, langue recouverte d'un enduit jaunâtre; coliques pendant la nuit, deux selles en diarrhée. La gorge, qui était déjà douloureuse, est devenue plus sensible, la déglutition plus difficile. Les amygdales se sont légèrement engorgées, et les parties qui avoisinent les ulcérations participent à cet état phlegmasique. Cette exacerbation des symptômes est-elle due à l'impression du froid ou à l'action du calomel? Nous l'ignorons.

Le 26, l'état de la gorge s'est beaucoup amélioré au point de vue des accidents inflammatoires, tout en continuant l'emploi du proto-chlorure, et sans avoir recours à aucun autre moyen thérapeutique.

Le 27, le malade urine abondamment et à chaque instant du jour; il se lève même plusieurs fois la nuit pour satisfaire à ce besoin, ce qui ne lui arrive jamais dans l'état de santé. L'inflammation de la gorge a complétement cessé. Les pustules du scrotum, de l'anus et des fesses, ne sécrètent plus de matière et commencent à s'effacer.

Le 31, les ulcères du voile du palais se dépouillent de leur couleur grisâtre et entrent en voie de réparation. Les tubercules plats ont disparu.

Les plaques de syphilide les plus saillantes, celles qui rendaient un liquide séro-purulent, se sont affaissées et ne suintent plus; les autres, moins avancées, commencent à pâlir et à s'effacer.

Le 12 novembre, les chancres sont cicatrisés; il ne reste plus de ce cortège d'accidents que l'affection du cuir chevelu qui s'améliore notablement chaque jour.

A cette époque seulement, c'est-à-dire après vingt-quatre jours de traitement, les gencives des incisives et canines inférieures deviennent le siège d'une légère douleur; elles n'offrent pourtant ni rougeur ni tuméfaction; les dents elles-mêmes sont un peu agacées.

Le 18, on n'aperçoit plus que les traces de quelques plaques de syphilide : ce sont des ma-

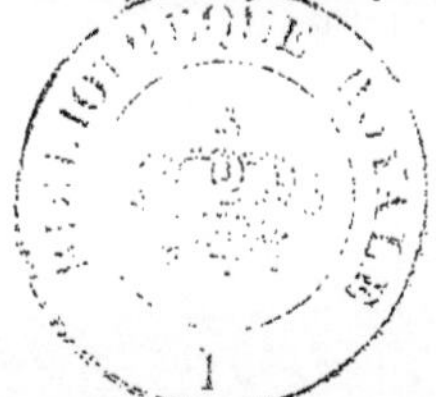

cules qui, d'abord d'un rose pâle, sont devenues jaunâtres et tendent à s'effacer. Rien du côté des gencives.

Le 24, la guérison est complète. Le malade sort de l'infirmerie dans un état qui lui permet de reprendre immédiatement son service.

Trois bains simples ont été administrés dans le cours du traitement.

Cette observation nous a paru intéressante à plus d'un titre : d'abord, la rapidité de la guérison, puis l'ordre dans lequel s'est effectuée la marche décroissante des phénomènes morbides et leur disparition successive. Les tubercules plats ont disparu les premiers au bout de quelques jours, et c'est ce qui arrive constamment, tandis que la syphilide a exigé plus d'un mois de traitement. Les affections de la peau sont, de tous les accidents secondaires, ceux qui résistent le plus longtemps, lorsque surtout la médication générale n'est pas secondée par l'application de topiques ou par les bains de sublimé.

Obs. IX. — Induration partielle du prépuce survenue à la suite d'un chancre, ulcérations au pourtour de l'anus, syphilide lenticulaire occupant presque toute la surface du corps.

Le voltigeur C... est arrivé à Paris le 5 octobre 1845, venant d'Orléans, où sa compagnie a tenu garnison pendant quelques mois. Le même jour, il a été soumis à notre visite, et nous avons pu constater les accidents secondaires dont nous venons de faire l'énumération.

Ce militaire, âgé de 25 ans, d'un tempérament sanguin et d'une constitution vigoureuse, a toujours joui d'une bonne santé.

Dans les premiers jours d'avril 1845, C... contracta un chancre sur la muqueuse du prépuce, non loin de la couronne du gland. Persuadé qu'en faisant connaître sa position au chirurgien aide-major attaché au bataillon, il serait envoyé immédiatement à l'hôpital, il préféra continuer son service et s'adressa à un pharmacien de la ville, qui, après deux mois de traitement, parvint à faire cicatriser le chancre. Mais sur le même point se manifesta une induration de volume moyen à laquelle C... n'attacha pas une grande importance. Trois mois s'écoulèrent dans un état apparent de santé ; mais au bout de ce temps survinrent d'abord les ulcérations au pourtour de l'anus, puis les plaques de syphilide qui envahirent successivement presque toute la surface du corps.

C... fut admis à l'infirmerie le 5 octobre. Dès le lendemain il prit du calomel.

La bouche est saine, les organes digestifs sont dans un état parfait.

Du 6 au 14, le médicament n'a produit aucun effet apparent.

Le 15, l'induration commence à se ramollir sans perdre de son volume. C'est d'ailleurs toujours ainsi que les choses se passent.

Le 19, les ulcérations de l'anus sont plus superficielles et prennent l'aspect de plaies simples. Les plaques de syphilide du front, et ensuite celles du cuir chevelu, pâlissent sensiblement. L'induration continue de se ramollir ; elle est aussi un peu moins volumineuse.

Le 30, les chancres sont cicatrisés. Le cuir chevelu ne présente plus que des macules d'un blanc jaunâtre ; quelques-unes mêmes, les moins avancées au début du traitement, ont entièrement disparu. Celles de la surface du corps sont beaucoup moins vives qu'elles n'étaient ; mais leur marche décroissante s'effectue avec lenteur. Le point induré est réduit à la moitié de son volume primitif.

Le 10 novembre, il ne reste plus qu'un petit noyau dont la consistance devient moindre chaque jour. Les trous de syphilides, bien que visibles encore, commencent à prendre une couleur jaunâtre. Celles de la tête sont complétement effacées. Aucun phénomène physiologique n'a été observé dans le cours de la maladie.

Au trente-sixième jour du traitement, nous avons supprimé à dessein le calomel, quoique la guérison ne fût point encore arrivée à son terme. Cette détermination nous a été suggérée par le désir de former notre conviction sur la question de savoir si l'action thérapeutique se prolonge longtemps encore après l'administration du médicament, et de nous fixer sur la durée du traitement mercuriel.

Le malade est demeuré à l'infirmerie, sous nos yeux, et vingt-cinq jours après nous constations la disparition complète de tous les phénomènes morbides.

Ce résultat, qui démontre bien évidemment que le proto-chlorure agit encore après qu'on en a cessé l'usage, permet d'établir que l'on peut considérer la quantité de mercure administrée comme suffisante, dès l'instant où, sans le secours des applications locales, les accidents produits par l'infection vénérienne ont disparu.

Les observations que nous venons de rapporter suffiront, nous n'en doutons pas, pour mettre à même d'apprécier à sa valeur réelle l'action médicale du calomel administré à doses réfractées. Nous pourrions aisément, puisant dans les notes que nous avons recueillies, multiplier les citations, mais elles ne serviraient qu'à étendre les limites de ce travail sans ajouter à son importance. Toutefois, ayant appliqué cette nouvelle médication au traitement de la blennorrhagie, nous croirions n'avoir pas rempli complétement notre tâche, si nous omettions de faire connaître les résultats de nos recherches à ce sujet.

Nous devons avouer d'abord qu'avant de nous livrer à ces essais, nous étions loin de compter sur la vertu du calomel dans le flux urétral; car, en supposant même que cette affection reconnût pour cause le virus vénérien, nous savions parfaitement que nous avions un autre élément à combattre, l'élément catarrhal, qui, abstraction faite du principe qui en provoque la manifestation, constitue en quelque sorte la maladie. Nous partageons donc, à cet égard, la conviction de la majorité des médecins, qui considèrent les préparations mercurielles non-seulement comme impuissantes contre la blennorrhagie, mais même comme susceptibles de déterminer des accidents ou d'aggraver les symptômes. Cependant, comme, d'une part, l'organisme avait fait preuve d'une grande tolérance pour le calomel, et que, d'un autre côté, nous désirions vivement juger par nous-même de la valeur thérapeutique du mercure dans la blennorrhagie, et éclaircir nos doutes sur la nature de cette affection, nous n'avons pas hésité à nous livrer à de nouvelles investigations, et les résultats qu'elles ont produits nous ont permis d'asseoir un jugement sur ces importantes questions.

Sur 34 individus atteints de blennorrhagie offrant divers degrés d'intensité, 8 seulement ont été complétement guéris; les 26 autres ont présenté un amendement notable de tous les symptômes. Voici d'ailleurs quelques observations qui, mieux que tous les raisonnements, pourront servir de base à une appréciation exacte et judicieuse.

Obs. X. — *Blennorrhagie légère; guérison.*

Le caporal C... était affecté depuis cinq jours d'un écoulement urétral peu considérable, lorsqu'il vint se soumettre à notre examen et réclamer nos soins.

La matière était puriforme, d'un blanc jaunâtre. Aucune douleur ne se faisait sentir dans le canal pendant la miction.

Ce militaire avait eu plusieurs mois auparavant un premier écoulement survenu comme celui-ci par suite de rapports sexuels avec une femme suspecte, et qui céda au copahu et à des injections vineuses.

24 ans, tempérament sanguin, bonne constitution.

Etat de santé parfait.

4 juillet, administration du calomel.

Le 8, le flux a perdu de sa consistance, bien qu'il soit tout aussi abondant que les jours précédents.

Le 11, il est réduit à peu près de moitié. Les dents sont légèrement agacées. La muqueuse buccale n'offre aucun signe d'irritation.

Le 15, l'écoulement ne consiste plus qu'en quelques gouttes de mucus séreux que le malade aperçoit seulement le matin. Les dents sont toujours agacées et même douloureuses.

Le 18, le malade affirme n'avoir rien vu le matin, et nous constatons nous-même en effet que le canal est sec.

Le 20, les dents sont revenues à leur état normal.

Nous persistons dans l'emploi du calomel jusqu'au 23, époque à laquelle le malade sort de l'infirmerie pour reprendre son service. L'écoulement n'avait pas reparu.

Obs. XI. — *Blennorrhagie légère; amélioration.*

Quatre jours après un coït suspect, le fusilier D... vit apparaître un écoulement puriforme par l'urètre, laissant sur le linge des taches jaunâtres.

Admis à l'infirmerie le 29 juillet 1845, ce militaire nous déclara qu'il n'avait jamais eu d'autre maladie vénérienne, et qu'il n'éprouvait actuellement aucune douleur dans le canal.

23 ans, tempérament lymphatique, bonne constitution.

Etat normal de tous les organes.

30, administration du calomel.

31, bouche pâteuse, langue humide et recouverte d'un enduit jaunâtre.

4 août, les gencives des dents incisives et canines sont légèrement tuméfiées et doulou-reuses. Point de crachotement. Sensation de fatigue dans les membres inférieurs. Bon appétit d'ailleurs; digestions faciles. La sécrétion urinaire est sensiblement augmentée.

6, même état de la bouche. L'écoulement est tout aussi abondant qu'il l'était, mais il a moins de consistance.

Le 10, la fatigue des membres n'existe plus. Le gonflement des gencives persiste au même degré, mais il n'est accompagné d'aucune douleur. Coliques légères, trois selles en diar-rhée. Le malade urine très-fréquemment. Le flux blennorrhagique a considérablement dimi-nué et de consistance et de quantité.

Le 14, les gencives n'offrent plus rien d'anormal. L'écoulement est réduit à quelques gouttes de mucus séreux.

Depuis cette époque jusqu'au 22, le calomel a été administré sans interruption, et n'a pas amené d'autres résultats que ceux qui viennent d'être rapportés.

Au proto-chlorure nous faisons succéder les injections vineuses, qui achèvent la gué-rison.

Le malade sort de l'infirmerie le 28 août.

Obs. XII. — Blennorrhagie aiguë; amélioration.

Le fourrier B..., âgé de 24 ans, a contracté, le 17 août 1845, une blennorrhagie qui, trois jours après, l'amenait à l'infirmerie du corps.

L'émission de l'urine occasionne au malade de vives douleurs, qui ont principalement leur siége dans la fosse naviculaire. La membrane muqueuse présente, à l'ouverture de l'urêtre, de la rougeur et un léger gonflement. La matière de l'écoulement est épaisse et de couleur jaune verdâtre.

Tempérament sanguin; bonne constitution. Organes digestifs très-sains. Première in-fection.

Le 21 août, le calomel est administré.

25, coliques légères; deux selles en diarrhée. Urines limpides et abondantes. L'écoulement est devenu plus considérable.

28, sensation de fatigue dans les membres et la région lombaire. Le flux a diminué et perdu de sa consistance. La miction est beaucoup plus facile.

1er septembre, borborygmes, deux selles diarrhéiques. L'écoulement, réduit de moitié, est devenu muqueux. La sécrétion de l'urine est toujours abondante. La miction n'est plus accompagnée de douleurs.

A compter de ce jour jusqu'au 10, bien que le calomel ait été constamment administré, il ne s'est opéré aucun changement dans l'état du malade. Il a fallu recourir aux injections pour arriver à la guérison.

Obs. XIII. — Blennorrhagie aiguë très-intense; guérison.

Le fusilier V... était au douzième jour d'une blennorrhagie très-aiguë qu'il ne voulait pas déclarer dans la crainte d'être envoyé à l'hôpital. Il continuait donc à faire son service, mal-gré les vives souffrances qu'il endurait, lorsqu'un jour, enfin, vaincu par la douleur, il vint nous faire part de son état et nous prier de l'admettre à l'infirmerie.

Le sujet est un jeune homme de 25 ans, aux formes athlétiques, d'un tempérament sanguin, et ayant toujours joui d'une bonne santé. Il dit éprouver de vives douleurs dans toute l'éten-due du canal, soit pendant la miction, soit à l'occasion des érections qui sont presque conti-nuelles et qui le privent de tout repos.

L'écoulement est épais, verdâtre, et d'une abondance extraordinaire. A l'ouverture du canal, on voit la muqueuse très-rouge et tuméfiée.

L'état général du malade est satisfaisant; il n'y a pas de réaction, et par conséquent de mouvement fébrile. Les organes digestifs sont en bon état; il n'existe que de la consti-pation. Les dents sont saines; mais les gencives sont gonflées, ramollies, et saignent au moindre contact. Nous signalons cette particularité à cause des effets physiologiques du proto-chlorure.

Admis à l'infirmerie le 19 août, le malade commence dès le lendemain le traitement par le calomel. Il est soumis en même temps à un régime sévère, et sa tisane est tout simplement une décoction d'orge édulcorée par la réglisse.

Le 22, bouche pâteuse, langue enduite d'un mucus jaunâtre.

Le 25, les gencives des incisives seulement sont tuméfiées et douloureuses. La bouche est toujours mauvaise; nausées, céphalalgie légère, sensation de fatigue dans les membres.

27, l'urine est rendue avec moins de douleur et en plus grande quantité. Les érections nocturnes sont moins fréquentes et moins pénibles. L'écoulement est toujours très-abondant. La constipation persiste. Les aliments légers accordés au malade sont facilement digérés.

29, l'état des gencives ne s'aggrave pas. Il n'y a plus de nausées ni de céphalalgie. La sensation de fatigue a disparu.

1er août, la sécrétion de l'urine est toujours très-abondante. La miction s'effectue avec facilité, et les érections, devenues fort rares, n'occasionnent plus que de très-légères douleurs. L'écoulement a aussi éprouvé des modifications : il est blanchâtre, moins épais et moins considérable. Les gencives sont revenues à leur état habituel ; elles demeurent saignantes, comme elles l'étaient avant le traitement. La langue est toujours pâteuse, mais l'appétit se conserve et les digestions se font régulièrement.

5, l'émission de l'urine s'effectue sans que le malade éprouve la moindre sensation. Le flux blennorrhagique est devenu muqueux et se réduit à de faibles proportions.

La constipation persiste et nécessite l'administration de lavements.

Le 10, les gencives des incisives inférieures redeviennent douloureuses, l'écoulement ne consiste plus qu'en deux ou trois gouttes de sérosité apparaissant le matin seulement ; et le 12, V... annonce n'avoir rien aperçu depuis vingt-quatre heures.

Pour nous assurer de la solidité de la guérison, nous avons gardé le malade à l'infirmerie pendant huit jours encore, durant lequel temps le calomel n'a pas cessé d'être administré. Rien n'a reparu. L'irritation des gencives s'est dissipée, et le malade a pu reprendre immédiatement son service.

S'il est un cas de blennorrhagie auquel l'emploi des antiphlogistiques fût jamais applicable, c'est sans contredit celui que nous venons de rapporter. Ici toutes les conditions étaient réunies pour cette indication thérapeutique : l'âge du sujet, sa constitution vigoureuse, l'intensité des accidents inflammatoires, rien enfin ne manquait pour fixer le médecin sur le choix des moyens curatifs. Il n'est nullement douteux qu'à l'aide des saignées, des applications de sangsues et des bains, on ne fût parvenu à faire disparaître les phénomènes phlegmasiques et à ramener la blennorrhagie à un état de simplicité; mais, ce qui est très-certain aussi, c'est qu'en suivant cette voie on ne serait arrivé au même résultat qu'après un laps de temps considérable.

Malheureusement pour la science et surtout pour l'humanité, nous n'avons pas un grand nombre de faits semblables à citer : à peine, en effet, pouvons-nous compter 3 succès sur 13 cas de blennorrhagie aiguë. Mais, si faible que soit ce chiffre, il n'en a pas moins une signification, une valeur réelle. Ce serait tomber dans une erreur grave que de considérer ces faits comme exceptionnels et sans importance, d'attribuer, par exemple, la guérison, soit aux efforts de la nature, soit à une révulsion opérée sur le tube intestinal, ou sur les organes chargés des diverses sécrétions. On sai trop bien aujourd'hui à quoi s'en tenir sur la valeur de ce phénomène physiologique dans le traitement de la blennorrhagie. Les guérisons exceptionnelles que la révulsion opère ne s'effectuent que par suite d'une violente perturbation imprimée à l'organisme, et ici rien de semblable n'a eu lieu. Les phénomènes morbides ont disparu graduellement, sans secousses, et en l'absence même de toute manifestation pathogénique de la part du calomel.

Ce résultat, nous l'avouerons, a dépassé nos prévisions. Nous étions loin d'espérer, en effet, qu'une blennorrhagie qui se présente escortée de symptômes inflammatoires aussi intenses, disparaîtrait en si peu de temps, sous la seule influence d'une préparation hydrargyrique.

C'est là un sujet de graves réflexions pour les médecins qui ont prescrit le mercure, sous toutes ses formes, du traitement de la blennorrhagie, et surtout pour ceux qui ne veulent voir dans cette affection qu'une simple inflammation catarrhale.

Cette observation n'est pas seulement remarquable sous le rapport du résultat thérapeutique qui a été obtenu, elle offre encore un haut degré d'intérêt au point de vue de l'action physiologique du calomel. Qu'avons-nous observé, en effet, pendant tout le cours du traitement? Quelques nausées, une légère céphalalgie, de la lassitude dans les membres; mais ces phénomènes ont offert si peu d'intensité, et ont eu surtout si peu de durée qu'ils semblaient réellement n'avoir été produits que pour indiquer que le mercure avait pénétré dans l'organisme. Les gencives elles-mêmes, qui étaient dans les conditions les plus défavorables, ont à peine ressenti l'influence du calomel, et, malgré la continuation du médicament, elles sont revenues à leur état ordinaire sans qu'il y ait eu la moindre apparence de salivation.

Il résulte des diverses observations que nous avons rapportées, que le calomel produit trois ordres de phénomènes parfaitement distincts, savoir :

1° Des *phénomènes physiologiques*, qui consistent dans l'exagération de certains actes de la vie organique, tels que la sécrétion urinaire et le flux muqueux intestinal ;

2° Des *phénomènes pathogéniques*, si toutefois l'on peut donner ce nom à des symptômes qui sont loin de constituer un état morbide. Ainsi, l'état saburral de la langue, des coliques ordinairement légères, accompagnées de deux ou trois selles séreuses dans les vingt-quatre heures, l'irritation des gencives, dont le bord libre présente quelquefois un petit liséré blanc ou grisâtre, irritation qui n'envahit qu'une faible étendue de la membrane muqueuse, et se borne le plus souvent aux dents incisives et canines; enfin, dans quelques cas seulement, la lassitude des membres et la céphalalgie.

Mais cette série de phénomènes que nous venons d'énumérer ne se reproduit jamais, ou fort rarement, chez le même sujet. Les uns éprouvent seulement quelques coliques et de la diarrhée, d'autres n'ont que les gencives affectées; il en est même, et ces exemples ne sont pas très-rares, chez lesquels la tolérance du calomel est complète, et qui ne présentent par conséquent aucun signe d'infection mercurielle.

Si ces manifestations pathogéniques arrivaient à un certain degré d'intensité, elles constitueraient un véritable état morbide. Mais il n'en est point ainsi, car l'on a dû remarquer que, sans l'intervention d'aucun moyen curatif, et malgré la continuité d'action du médicament, ces phénomènes ont constamment disparu, même avant que le traitement fût terminé ; que, malgré l'état saburral de la langue et les modifications imprimées à la muqueuse intestinale, l'appétit se conserve, les fonctions digestives ne sont nullement troublées, et que l'irritation des gencives n'a jamais été accompagnée de salivation.

3° Des *phénomènes thérapeutiques* (1). Le premier effet thérapeutique, observé dans le traitement des chancres et dans quelques cas de blennorrhagie, consiste dans l'augmentation du produit de la sécrétion morbide. Ce phénomène, qui a pour nous une grande importance, semble se rattacher à l'action physiologique du calomel, et trahir en quelque sorte des rapports de causalité entre celle-ci et l'action thérapeutique du médicament. C'est, en effet, au moment même où l'on constate l'exagération des sécrétions normales qu'un surcroît d'activité est imprimé à la sécrétion pathologique. Cet ensemble de phénomènes ne serait-il pas le résultat d'un travail dépurateur que,

---

(1) Nous avons à dessein exclu du traitement toute médication externe, afin de pouvoir rapporter au calomel seul toutes les particularités observées dans le cours de la maladie.

dans sa tendance à expulser au dehors tout corps étranger qui s'introduit dans le système circulatoire, l'organisme opérerait? Seraient-ce là, enfin, des voies diverses d'élimination pour le virus vénérien? Quelle que soit la solution donnée à cette question, toujours est-il au moins que le fait seul de l'exhalation plus active de la surface morbide exclut toute idée de résorption de la matière purulente et d'infection générale par cette voie.

Après ce premier effet produit, les douleurs, qui accompagnent souvent les ulcérations, se calment et disparaissent totalement. Puis, dans un laps de temps qui varie du douzième au vingtième jour, le fond grisâtre qu'elles présentaient dès l'origine se déterge, prend une couleur vermeille, leurs bords s'affaissent, la suppuration devient moins abondante, et bientôt enfin la guérison arrive sans laisser la moindre trace d'induration, à moins toutefois que les chancres n'aient présenté ce caractère avant le traitement. Dans ce cas, mais dans ce cas seulement, la cicatrisation peut précéder la résolution des tissus indurés, qui s'effectue elle-même peu de temps après.

On voit, par ce qui précède, que le calomel jouit non-seulement du privilège de l'innocuité, mais qu'il produit même des résultats thérapeutiques constants; qu'à l'aide de ce médicament on peut déterminer, à quelques jours près, l'époque à laquelle le chancre primitif entrera dans la période de réparation et se cicatrisera. Il est bien entendu qu'il ne s'agit ici que des chancres ordinaires, indurés ou non, mais exempts de toute complication étrangère à l'action du virus vénérien. On conçoit très-bien qu'il n'en serait pas de même si une vive réaction locale, ayant succédé à l'impression du fluide virulent, ou si, par suite de toute autre cause, une inflammation intense avait altéré, désorganisé plus ou moins profondément les tissus, comme nous avons eu lieu de le remarquer chez le malade qui fait le sujet de la cinquième observation. Dans ce cas, il n'y a plus de règles possibles pour les effets thérapeutiques de la médication mercurielle. La marche, la durée, la terminaison de la lésion locale, sont subordonnées à des causes indépendantes du principe contagieux. Il devient alors indispensable de combiner le traitement interne qui tend à s'opposer à l'infection générale, avec le traitement local qui a pour but de remédier aux désordres produits par l'élément phlegmasique.

Quelques médecins prétendent que les chancres, abandonnés à eux-mêmes, suivent absolument la même marche que celle que nous avons indiquée plus haut, et se terminent à peu près dans le même laps de temps. Ils concluent de là qu'il est inutile de recourir au mercure, dont l'introduction dans l'économie n'est jamais, selon eux, une chose indifférente. Si l'on voulait faire de l'exception la règle, on pourrait, sans crainte de commettre une erreur, admettre cette assertion; elle serait, dans ce cas, d'une exactitude parfaite, car il n'est pas de symptômes primitifs dont la guérison ne s'effectue spontanément et sans accidents ultérieurs; mais, nous le répétons, ce sont là des faits isolés qui ne peuvent servir de base à aucune théorie, et qui prouvent seulement qu'il est des sujets réfractaires à l'action du virus vénérien. Dans la majorité des cas, les chancres dont on confie la guérison aux seules forces de l'organisme ont une durée beaucoup plus longue et se cicatrisent sur des tissus indurés, ou s'accompagnent d'accidents secondaires; et comme nous ne faisons pas consister la cure radicale dans la disparition plus ou moins rapide des accidents primitifs, comme il y a autre chose pour nous que des phénomènes locaux, qui n'ont par eux-mêmes de la gravité que lorsque les symptômes inflammatoires prédominent, comme tout individu est, dans ce cas, soumis aux chances de l'infection générale, qu'il renferme en lui le principe qui peut, d'un instant à l'autre, faire explosion au dehors (1), notre unique but est de

---

(1) Ce qui prouve bien évidemment que l'organisme est sous l'influence de la diathèse sy-

combattre la disposition diathésique, et d'empêcher ainsi le virus vénérien de se généraliser dans l'économie.

Reste maintenant à savoir si le calomel peut être considéré comme prophylactique des accidents secondaires. Nous allons répondre à cette question par des faits. Il n'est pas d'années où nous n'ayons à constater bon nombre de cas d'accidents constitutionnels chez des militaires qui, ayant été atteints quelques mois auparavant de symptômes primitifs, avaient cru devoir continuer leur service et se traiter eux-mêmes. Depuis le 1er juin jusqu'au 31 octobre 1845, nous avons soumis au traitement par le calomel 62 malades atteints d'accidents primitifs, parmi lesquels 28 portaient des chancres parfaitement caractérisés, et nous n'en avons pas encore vu un seul présenter des accidents consécutifs. Six mois seulement se sont écoulés, il est vrai, mais ce laps de temps est plus que suffisant pour amener ces accidents, chez les militaires surtout, qui sont soumis à toutes les conditions qui en favorisent le développement.

Quant à l'action thérapeutique du proto-chlorure dans le traitement des accidents constitutionnels, elle a été, on a dû le remarquer, aussi rapide et aussi énergique qu'il était permis de l'espérer. Généralement, dans les dix premiers jours, la plupart des phénomènes morbides éprouvent une modification favorable, et trente à quarante jours suffisent pour obtenir la guérison. Nous n'avons jamais été dans l'obligation de prolonger le traitement au delà de deux mois, même pour les accidents reconnus les plus réfractaires aux diverses préparations hydrargyriques.

Si maintenant nous faisons le parallèle du calomel et de tous les autres modes d'administration du mercure, nous trouverons une différence énorme dans la rapidité des résultats thérapeutiques. Mettons en présence, pour établir un terme de comparaison, le proto-iodure, si préconisé aujourd'hui, avec l'induration qui est le premier signe caractéristique de l'infection générale : de l'aveu même de M. Ricord, il ne faut pas moins de six mois de traitement par cette préparation pour obtenir la résolution d'une induration moyenne, en supposant qu'il ne surviendra aucun accident mercuriel ; tandis qu'avec le calomel, tel que nous l'employons, deux mois ont toujours suffi pour faire disparaître complétement les indurations même volumineuses. L'on a cru jusqu'ici que la résistance des tissus indurés décelait une infection syphilitique profonde contre laquelle le mercure ne pouvait avoir qu'une action très-lente, et on l'a cru parce qu'on a doué gratuitement le proto-iodure d'une puissance d'action qu'en réalité il n'a pas. Il est hors de doute que la persistance de l'induration résulte, non de l'intensité du mal, mais de l'impuissance du remède.

« Nous sommes persuadé, dit M. Ricord, que c'est chez les individus où le mercure a « agi sur l'induration, que la thérapeutique est le plus efficace contre les accidents se- « condaires. » Nous n'ajouterons aucune réflexion à ces paroles prononcées par l'un des hommes les plus compétents dans la matière ; nous dirons seulement qu'elles sont pour nous le témoignage le plus éclatant de la supériorité du calomel sur toutes les autres préparations mercurielles.

Ici se présentent naturellement deux questions qui sont encore en litige aujourd'hui, celle de savoir quelle est la dose de mercure qu'il convient d'administrer chaque jour aux malades, et celle qui a pour objet la durée du traitement. Les opinions, à l'égard de ces deux points de doctrine, sont très-divergentes, et il ne pouvait en être autrement, attendu qu'il est une foule de circonstances, telles que la constitution des sujets,

---

philitique dès l'apparition des symptômes primitifs, c'est qu'il suffit d'une perturbation produite rapidement sur un ou plusieurs points de l'économie pour provoquer l'invasion des accidents secondaires.

l'état actuel des organes, et surtout la susceptibilité individuelle pour les préparations hydrargyriques, circonstances qui, ne permettant pas d'agir avec certitude dans de justes limites, doivent nécessairement faire craindre de ne pas atteindre ou de dépasser le but, et de déterminer alors des accidents plus ou moins graves. C'est en effet ce qui arrive assez fréquemment, et ce qui est cause que la plupart des médecins, tout en reconnaissant au mercure des propriétés spécifiques, ont cru devoir, sinon renoncer à son emploi, du moins en restreindre considérablement l'usage. C'est qu'il n'en est pas de cet agent médicamenteux comme d'une foule d'autres, dont on peut chaque jour apprécier les effets et varier les doses. Son action est lente; elle ne se manifeste qu'après un certain nombre de jours, et alors, ou l'on a perdu un temps précieux, si la quantité employée a été insuffisante, ou des accidents mercuriels se déclarent avant même qu'on ait pu en constater les effets thérapeutiques, si la dose a été trop forte.

En administrant le calomel à doses réfractées, ces difficultés n'existent plus, attendu que ce n'est pas par la quantité qui en a été ingérée que le médicament agit, mais bien par la proportion de sublimé auquel il donne naissance dans le tube intestinal, et comme cette transformation ne peut s'opérer que sur de très-faibles doses, et des doses à peu près invariables, il en résulte que les effets thérapeutiques sont en raison inverse de la quantité de calomel administré. Mais, nous dira-t-on sans doute, comment savoir au juste, par cette méthode de traitement, quelle sera la dose du principe actif absorbé; comment s'assurer si elle ne sera pas ou insuffisante ou trop considérable, puisqu'elle est subordonnée aux proportions de chlorure alcalin contenu dans les organes, et par conséquent sujette à varier. Nous répondrons à cela que, quoiqu'il existe, en effet, des circonstances susceptibles de modifier la composition des fluides et de les rendre plus ou moins alcalins, ces circonstances ne se présentent que dans quelques cas morbides et à la suite d'un régime diététique longtemps observé, et encore, dans ce cas même, l'effet du calomel n'en est pas moins produit, ainsi que nous l'avons observé dans le service de M. Trousseau. D'ailleurs, il est excessivement rare que les individus atteints d'affection vénérienne se trouvent dans les conditions exceptionnelles que nous signalons ici. Nous croyons donc qu'en tout état de choses, les 5 centigrammes de calomel, administrés chaque jour, sont transformés en grande partie, sinon en totalité; que cette dose devient alors plus que suffisante pour produire un résultat thérapeutique, et que, soit à cause de la lenteur avec laquelle la transformation s'opère, soit parce que le médicament est chaque jour éliminé par les divers émonctoires, son action pathogénique devient à peu près nulle.

Quant à la durée du traitement, nous ne pouvons pas admettre, avec quelques syphiliographes modernes, qu'elle ait pour règle la disparition des symptômes locaux; car un chancre superficiel peut disparaître en quelques jours, ou spontanément, ou sous l'influence d'une médication topique. Qui donc pourrait affirmer, dans ce cas, que le principe morbifique n'a pas pénétré dans l'économie? Et, si ce fait existe, comment le malade sera-t-il garanti de l'intoxication? Nous pensons donc, quoiqu'on ait taxé cette opinion de contradiction choquante, que le virus vénérien peut exister encore dans l'organisme, bien que le symptôme primitif ait disparu, parce que ce symptôme n'est dans aucun cas le signe de la diathèse syphilitique.

Quelques mots en terminant sur la blennorrhagie. La première question qui se présente naturellement à la pensée est celle de savoir si cette affection, contractée dans des rapports sexuels, mais exempte de toute complication, est susceptible de déterminer l'intoxication générale. Chacun sait que, malgré les nombreuses controverses qu'elle a provoquées, cette question n'a pas encore reçu une solution définitive.

Des observateurs judicieux et dignes de foi ont constaté des accidents constitutionnels à la suite de blennorrhagies simples, qui n'avaient présenté pendant toute leur durée aucun des signes qui indiquent l'existence d'ulcérations dans le canal. D'autres médecins, sans révoquer en doute l'exactitude des faits rapportés, prétendent que ces blennorrhagies étaient compliquées de chancres larvés dont on aurait reconnu la présence si les organes malades avaient été explorés attentivement. Nous ne saurions admettre une semblable supposition. La membrane muqueuse de l'urètre peut, à la suite d'un coït suspect, devenir le siége d'un flux muco-purulent, sans que l'individu qui en est affecté éprouve la moindre douleur dans le canal. Mais en est-il de même d'un chancre? La membrane muqueuse peut-elle être frappée d'une inflammation ulcérative aiguë sans donner quelques signes de sensibilité? Ce travail désorganisateur peut-il s'opérer sans être accompagné de douleurs plus ou moins vives, sans que le malade en ait conscience, enfin? Voilà cependant ce qu'il faut admettre dès l'instant où l'on établit en principe que les blennorrhagies simples en apparence peuvent être accompagnées de chancres larvés. Si les lois de l'organisme donnaient à cette question une solution affirmative, l'expérience serait là pour les démentir. Car l'on observe bien fréquemment des chancres au méat urinaire, quelquefois, très-rarement il est vrai, dans les profondeurs du canal, mais leur présence détermine toujours des douleurs plus ou moins vives, soit à la pression, soit pendant l'émission de l'urine; c'est là d'ailleurs l'un des principaux signes à l'aide desquels on reconnaît leur présence quand la vue ne peut pas les atteindre. Nul doute donc que si les cas de blennorrhagie que l'on rapporte avaient été accompagnés de chancres urétraux, ils n'eussent été parfaitement distingués.

Nous ne prétendons pas pour cela nier l'existence des ulcères dans l'intérieur du canal, ni même le fait concomitant d'un écoulement blennorrhoïde, mais nous soutenons que ces cas doivent être excessivement rares, et sont loin de concorder, par leur nombre, avec le chiffre des accidents constitutionnels survenus par suite de blennorrhagies.

Si les médecins diffèrent d'opinion sur la nature de cette affection, il n'en est pas de même à l'égard des moyens curatifs; sur ce point, ils sont en quelque sorte unanimes, quelles que soient leurs vues théoriques. Tous, à peu d'exceptions près, proscrivent les préparations mercurielles du traitement, surtout quand l'écoulement se présente à l'état aigu et dans la période inflammatoire.

Quoiqu'il soit peu logique d'admettre une semblable opinion après avoir reconnu la nature syphilitique de la blennorrhagie, l'expérience s'étant prononcée négativement sur la valeur thérapeutique du mercure, nous comprenons parfaitement l'exclusion dont il a été frappé. Mais nous répétons ici ce que nous avons déjà dit précédemment: c'est à la forme, au mode d'administration que les reproches devraient être adressés, et non au médicament lui-même. Car le calomel, tel que nous l'avons employé, n'a jamais déterminé le plus léger accident, même dans les cas de blennorrhagie les plus intenses, et si nous n'avons pas obtenu de cette préparation des résultats semblables à ceux qu'elle a produits dans le traitement des autres formes de la syphilis, c'est que, dans le flux urétral, il y a deux éléments à combattre : le principe virulent, contagieux, et l'état catarrhal de la membrane muqueuse. On comprend très-bien que le proto-chlorure ne pouvait être ici, et dans tous les cas, d'une grande efficacité ; mais son action n'en est pas moins réelle, car il modifie la matière de l'écoulement, et dans sa consistance et dans sa quantité, par cela seul sans doute qu'il a détruit le principe morbifique, cause première du flux blennorrhoïde. Si, à ces résultats constants, nous joignons le fait de l'innocuité la plus complète, nous croirons avoir démontré d'une manière évidente que les reproches adressés jusqu'à ce jour aux diverses préparations hydrargyriques ne sont pas applicables au proto-chlorure.

CONCLUSIONS.

Depuis la simple excoriation jusqu'à l'ulcération qui désorganise profondément les tissus, tout mérite de fixer l'attention du médecin, attendu qu'il n'est pas de symptômes primitifs, si légers qu'ils soient, qui ne puissent être suivis d'accidents constitutionnels.

Il faut donc, dans tous les cas sans exception, recourir au mercure ; car le meilleur antisyphilitique n'est pas, comme on l'a dit, le médicament qui guérit le plus promptement les symptômes locaux, mais bien au contraire celui qui garantit des accidents secondaires.

Il n'est indispensable de faire usage des applications topiques que lorsque les symptômes extérieurs présentent des conditions particulières qui peuvent déterminer une altération grave des tissus ou réagir sur l'organisme.

Depuis longtemps un grand problème était posé dans la science, et Bell lui-même l'a reproduit en ces termes : Une belle découverte à faire, c'est de trouver le moyen d'introduire dans l'économie une quantité suffisante de mercure à l'état d'activité sans produire des effets stimulants. Il s'agissait donc de trouver une préparation qui, tout en conservant au mercure son action thérapeutique, n'eût aucun des inconvénients qui lui sont reprochés. Ce problème, le calomel à doses réfractées l'a résolu.

L'expérience nous a tellement démontré l'innocuité de ce médicament, que nous ne craignons pas d'avouer qu'on peut l'administrer en toute circonstance, sans distinction de tempérament ni de sexe, et même pendant la gestation, époque à laquelle le mercure produit souvent des résultats fâcheux, à tel point que l'on agite encore aujourd'hui la question de savoir s'il convient de traiter la maladie vénérienne pendant la grossesse, ou s'il faut attendre que l'accouchement ait eu lieu.

Quant à la question d'efficacité, il résulte de nos expériences cliniques :

1° Que, sous l'influence du calomel, la blennorrhagie disparaît, dans quelques cas seulement, du dixième au vingt-deuxième jour ; mais qu'en général le médicament se borne à détruire l'élément syphilitique, et à modifier le flux catarrhal et dans sa consistance et dans sa quantité, circonstances qui favorisent puissamment l'action des moyens ordinaires ;

2° Que les ulcérations simples cèdent dans l'espace de vingt-cinq à trente-cinq jours, tandis que les chancres dits huntériens, ceux accompagnés d'induration ou d'accidents inflammatoires, exigent un traitement de quarante-cinq à soixante jours ;

3° Que la plupart des accidents secondaires disparaissent au bout de vingt-cinq à trente-cinq jours, et que deux mois suffisent pour obtenir la guérison de ceux réputés les plus réfractaires au mercure, y compris même les indurations volumineuses qui succèdent aux chancres ;

4° Que la disparition des accidents, soit locaux, soit constitutionnels, ne peut servir de règle pour la durée du traitement que lorsque ces mêmes accidents n'ont cédé qu'à l'action du mercure administré à l'intérieur.

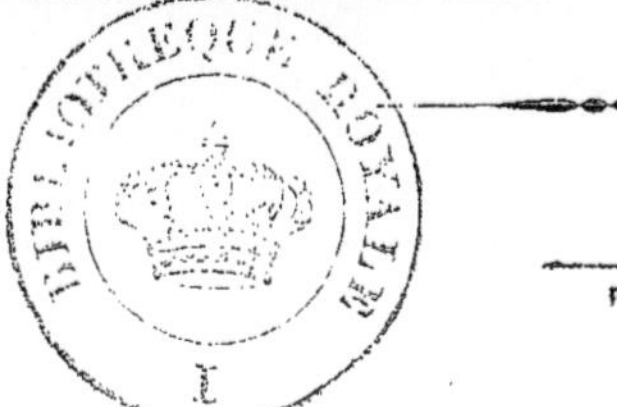

PARIS. — IMPRIMERIE DE PAUL DUPONT,
Rue de Grenelle-Saint-Honoré, 55.